Sylvia Luetjohann

Sanddorn

«Starke Frucht und heilsames Öl»

Ein umfassendes Handbuch
über die natürliche Heilung und Pflege mit Saft
und Öl aus den Sanddornbeeren

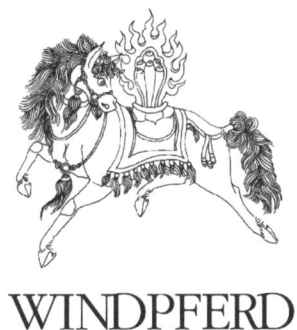

WINDPFERD

Wichtiger Hinweis: Die in diesem Buch vorgestellten Informationen sind sorgfältig recherchiert und wurden nach bestem Wissen und Gewissen weitergegeben. Dennoch übernehmen Autorin und Verlag keinerlei Haftung für Schäden irgendeiner Art, die direkt oder indirekt aus der Anwendung oder Verwendung der Angaben in diesem Buch entstehen. Die Informationen in diesem Buch sind für Interessierte und zur Weiterbildung gedacht.

Über die Autorin Sylvia Luetjohann:
Die ehemalige Buchhändlerin und Verlegerin avancierte zur Expertin für exponierte Naturheilmittel. Außerdem arbeitet sie seit langem als Lektorin und Übersetzerin spiritueller Literatur.

Bildnachweis:
Hans-Joachim Albrecht (S. 11, 14, 63 li., 70 unt., 72, 80);
Sabine Rübensaat, Deutscher Bauernverlag GmbH, Berlin (S. 12, 74);
Michael v. Hilchen (S. 20); Peter Ehrhardt (S. 35, 40-42, 112);
Cornelia Lehmann (S. 36); Martin Contzen (S. 37);
Alva GmbH, Wallenhorst (S. 38, 83-85, 88, 93, 172);
Schneelöwe (S. 45, 50, 59); Serindia Publications, London (S. 52, 56);
Dr. H.-J. Koch (S. 63 re.); Lore Albrecht (S. 70 oben); Fred Wegert (S. 71);
Uwe Rolf (S. 75); Kranemann Gartenbaumaschinen, Blücherhof (S. 86-87);
Zeichnung entnommen aus: „Neurodermitis", C. Burkart u. a., Midena,
Augsburg 1996 (S. 147)

3. aktualisierte Auflage 2004
© 1999 by Windpferd Verlagsgesellschaft mbH, Aitrang
Alle Rechte vorbehalten
Umschlaggestaltung: Kuhn Grafik, Digitales Design, Zürich
unter Verwendung eines Fotos von Cornelia Lehmann, Hasbergen
Fotos im Innenteil: siehe Bildnachweis
Herstellung: Schneelöwe, Aitrang

ISBN 3-89385-269-7

Printed in Germany

Widmung und Danksagung

Dieses Buch ist den starken Lebensenergien und Sonnenkräften des Sanddorns gewidmet – von Wilhelm Pelikan in seiner *Heilpflanzenkunde* so treffend beschrieben als erster Pionier des Lebens, der „ein Nichts vom Boden, ein Maximum aus der Welt des Lichts" beansprucht. Die Hinwendung zum Licht verleiht dieser uralten Pflanze auch die Fähigkeit, sich stetig verändernden Bedingungen anzupassen und ihre außerordentliche Widerstandskraft auf den zu übertragen, der sie zu nutzen weiß.

Auf den Spuren des Sanddorns bin ich einigen anderen Pionieren begegnet, die ihr Wissen und ihre Erfahrung bereitwillig mit mir geteilt haben. Ihre oft ungewöhnlichen Geschichten haben eine etwas widerspenstige Pflanze aus unwirtlichen Extremlagen ganz menschliche Züge annehmen lassen. Dazu gehören Herr Hans-Joachim Albrecht, der langjährige, hochengagierte Sanddorn-Züchter der Berliner Baumschulen; Fred Wegert von der mecklenburgischen Pionier-Plantage „Sanddorn-Storchennest"; der russische Laserchirurg Viktor Lysjakow; und last, but not least, Prof. Dr. Karl Heilscher, der mir als deutscher Öl-Pionier „fröhliche Wissenschaft" vermittelt hat.

Eugenia Göttinger danke ich für ihre persönlichen Erfahrungsberichte und die Hilfe bei den russischen Übersetzungen; Monika Pößnecker von der „Grünen Mühle" für die fachkundige Beratung bei den Ölrezepturen; allen Hebammen, freiwilligen „Versuchskaninchen" und neugewonnenen Sanddorn-Freunden für die Mithilfe bei den praktischen Fallgeschichten.

Besonders danken möchte ich aber Martin Contzen, der nach erfolgreicher Demonstration des „Sterne-Wegguckens" als Einweihungsritual die weitere Reise mit seinem wahrhaft abfärbenden Engagement auf einigen wichtigen Etappen begleitet und praktisch wie ideell unterstützt hat.

Inhaltsverzeichnis

Einleitung

Eine uralte Pionierpflanze auf neuen Wegen

Wer an der Nord- oder Ostseeküste lebt oder dort seine Ferien verbringt, kennt den markanten Sanddornstrauch mit seinem oft bizarren Wuchs, dem weißsilbrigen Laub und den auffallenden, leuchtend orangeroten Beerentrauben. Auch in den Alpen und im Schotter der dort entspringenden Flüsse gehört er zum Landschaftsbild. Wo die Sonne hinbrennt, sich die Wärme staut und der Wind gern durchzieht – dort fühlt sich der Sanddornstrauch wohl. Obwohl der Sanddorn, jedenfalls inzwischen, nach seinem natürlichen Vorkommen nur noch in diesen exponierten Randlagen wächst, gilt er als einheimische Pflanze, die praktisch jeder kennt. Im Landesinneren müssen wir uns allerdings zumeist mit Autobahnböschungen oder vereinzelten Anpflanzungen in Ziergärten begnügen. Wenn wir aber einen Blick in die Regale von Reformhäusern, Bioläden oder Drogeriemärkten werfen, können wir feststellen, daß Sanddorn inzwischen sein früheres Schattendasein längst mit einem Platz an der Sonne vertauscht hat.

In letzter Zeit macht Sanddorn verstärkt von sich reden. Die Kunde kommt aus dem Osten, und eine Ausnahmepflanze mit geballter Heilkraft schickt sich an, unaufhaltsam nun auch den Westen zu erobern. Wenn wir die folgenden drei, stellvertretend ausgewählten Geschichten hören, kommen wir da nicht ins Staunen, welch eine „Wunderwaffe" sich uns hier präsentiert?

1. Szenario:

In einem internationalen Symposium über Sanddorn wird berichtet, daß die chinesischen Delegationen für die Olympischen Spiele

und andere sportliche Leistungswettkämpfe in ihrem Gepäck Sand-
dornpräparate zum erlaubten „Doping" mit sich führen. Gleichzei-
tig ist Sanddorn ins offizielle chinesische Arzneibuch aufgenommen
und Hauptbollwerk gegen die gefürchtete Erderosion durch den Gel-
ben Fluß.

2. Szenario:

Ein Astronaut, der an einem russisch-mongolischen Weltraumflug
teilnimmt, berichtet einem Korrespondenten, daß an Bord des Raum-
schiffes Experimente mit Sanddorn-Präparaten „unter kosmischen
Bedingungen" durchgeführt werden sollen. Man sei davon überzeugt,
daß Sanddorn die Leistungsfähigkeit des Menschen gut regenerieren
und daher bei langen Raumflügen von großem Nutzen sein könne.

3. Szenario:

Während des Afghanistan-Krieges läßt die Rote Armee die gesamte
litauische Ernte an Sanddornbeeren quasi beschlagnahmen. Diese
werden unter anderem zu Salbenzubereitungen für verwundete Sol-
daten verarbeitet – vermutlich zur Behandlung von Verbrennungen
durch Brandbomben. Auch radioaktiv verstrahlte Opfer von
Tschernobyl mit Haut- und Schleimhautläsionen sind mit Sand-
dornpräparaten behandelt worden.

Natürlich läßt es sich nicht beweisen, daß der deutliche Auf-
wärtstrend jeglicher Sanddornprodukte als Nahrungsergänzung
seit dem Ende der 90er Jahre durch die Entdeckung des Sanddornöls im Westen verursacht worden ist, aber zumindest ist diese
Entwicklung zeitgleich verlaufen. Und sie ist unübersehbar, denn
sehr viel mehr neue Marken bieten nun Sanddorn-Ursaft oder
Vollfrucht-Saftkonzentrat, reine oder mit anderen Früchten ge-
mischte Sanddornnektare, Fruchtaufstriche oder Gelees sowie
Fruchtsaucen und selbst Gummibärchen an. Beispielsweise wurde schon 1998 ein Sanddorn-Orange-Joghurt der Firma Söb-

becke auf der BioFach-Messe zum „Produkt des Jahres" gekürt. Außerdem sind einige, ausgesprochen kreative neue Produkte im Nahrungsbereich hinzugekommen, so Sanddornessig und Salatöl, Senf und Honig mit Sanddorn, verschiedene Sanddorntees und dazu, anstelle von Rum-Kandis, Sanddorn-Kluntjes mit Sanddornlikör.

Vor allem an der Nord- und Ostseeküste mit ihren natürlichen Sanddornbeständen sind Säfte, Wein, Likör und Tees als „Wattendelikatessen" ausgesprochen beliebt. Als „kultig" bezeichnete eine Binnenländerin die dortige touristische Vermarktung von Sanddorn, der hier ja nicht kultiviert werden muß. Besonders die Ostseeinseln Rügen, Hiddensee mit dem berühmten „Dornbusch" und Usedom profitieren von den ausgedehnten natürlichen Beständen. In Binz auf Rügen befindet sich auch die non-virtuelle Bodenstation eines der zahlreichen, neu entstandenen Sanddorn-Internetshops, die auch Binnenländer flächendeckend mit der stetig wachsenden Produktpalette versorgen.

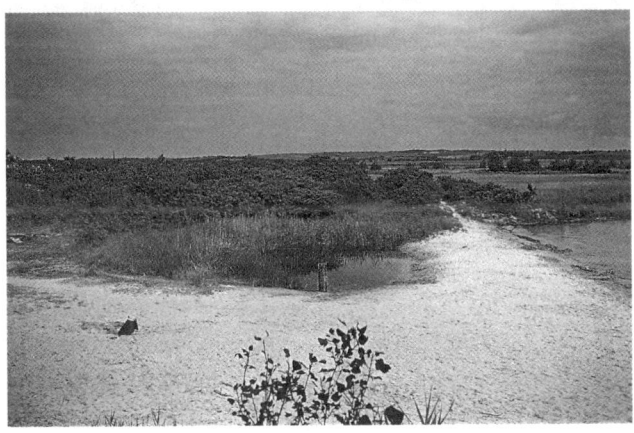

Wilder Sanddorn auf der Insel Rügen

Eine ähnliche deutsche Hochburg ist der Berlin-Brandenburger-Raum, der mit seinen sogenannten „Sandbüchsen" dem Sanddorn sehr passende Böden bietet. Hier gibt es mehrere Plantagen und Hofläden, die Sanddorn und andere einheimische Fruchtarten zu Spezialitäten vermarkten. Eine Mosterei in derselben Region hat ein Sanddorn-Topinambur-Getränk nicht nur für Diabetiker entwickelt und bringt jedes Jahr mindestens eine neue Saftkreation zur Marktreife. Es ist sehr zu wünschen, daß diese interessanten Produkte über ihre lokalen Grenzen hinaus im gesamten Bundesgebiet bekannter und besser erhältlich werden.

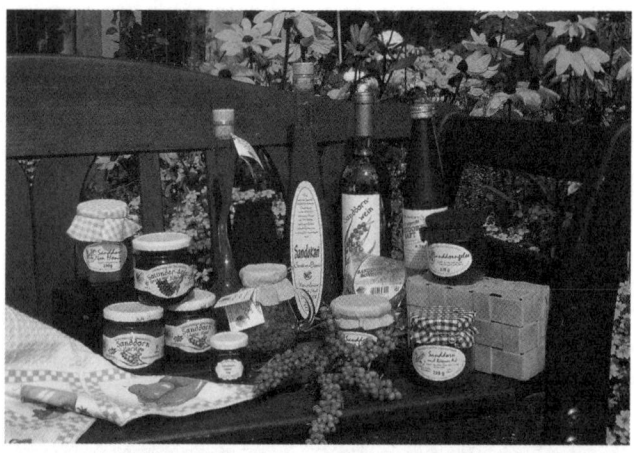

Vielfältiger Sanddorn – eine Palette mit Spezialitäten aus Brandenburg

Dasselbe gilt natürlich auch für das aus den Sanddornbeeren gewonnene Öl und die daraus entwickelten Heil- und Hautpflegemittel. Immer mehr Naturkosmetikfirmen mit immer bekannteren und klangvolleren Namen setzen auf diesen wertvollen Rohstoff und bieten auf seiner Grundlage komplette Pflegeserien an. Da Sanddorn eine ausgesprochene Lieblingspflanze der anthroposophischen Heilkunde ist, hat nach einigen anderen Naturkosmetikfirmen auch die Firma Weleda eine Pflegeserie auf den Markt gebracht und damit zu der weiteren Etablierung von Sanddorn als Kosmetikrohstoff beigetragen.

Schon vor zehn Jahren kannten, Marktumfragen zufolge, 40% der Deutschen die großen Vorzüge des Sanddorns. Gerade die „Bodenständigkeit" des Sanddorns und die davon ausgehenden Impulse für die ostdeutsche Wirtschaft, in Verbindung mit seinen ursprünglichen Wurzeln in Zentralasien und der tibetischen Heilkunde, machen diese Urzeitpflanze so interessant. Sanddornbeeren sind keine „normalen" vitaminreichen Beeren: Sie sind sehr *reich* – an Inhaltsstoffen, und sie sind sehr *teuer* – vor allem durch die (noch) sehr aufwendige Verarbeitung. Beim Sanddorn handelt es sich um eine gleichzeitig sehr alte und innovative Pflanze, wie das Motto „Sanddorn – eine natürliche Ressource für die Gesundheit, eine Herausforderung für die moderne Technologie" des Internationalen Sanddornkongresses 2003 in Berlin widerspiegelt. Trotz Zeiten wirtschaftlicher Rezession spielt Sanddorn eine progressive Rolle auf dem Weltmarkt und verzeichnet in den letzten Jahren beachtliche Wachstumsraten. Sowohl durch ein wachsendes Gesundheitsbewußtsein als auch durch ein erweitertes und allgemein zugängliches Produktangebot wird das Wissen um die Vorzüge des Sanddorns noch deutlich zunehmen.

Für einen raschen – und erfahrungsgemäß oft kurzlebigen – Boom eignet sich diese Pflanze allerdings nicht. An der zukünftigen Entwicklung im Hinblick auf ihre feste Etablierung als Nahrungs- und Nahrungsergänzungsmittel sowie als Hautpflege- und Heilmittel werden die Qualitätskriterien guter Produkte entscheidend beteiligt sein. Hier hat auch der Verbraucher ein wichtiges Wörtchen mitzureden. Dafür ein kleines Beispiel: Die fast spektakuläre Entdeckung von Vitamin B 12 im Sanddorn, wofür pflanzliche Quellen bisher nicht bekannt waren, hat dem Sanddorn gerade in BSE-Zeiten zusätzliche Publicity beschert. Auf der anderen Seite ist jedoch zunehmend die Tendenz zu beobachten, Nahrungsergänzungsmittel in Gelatinekapseln anzubieten, was auch vor dem Sanddornöl nicht haltgemacht hat. Hier tut der Verbraucher gut daran, sich genauer zu informieren und nicht alles unkritisch zu „schlucken".

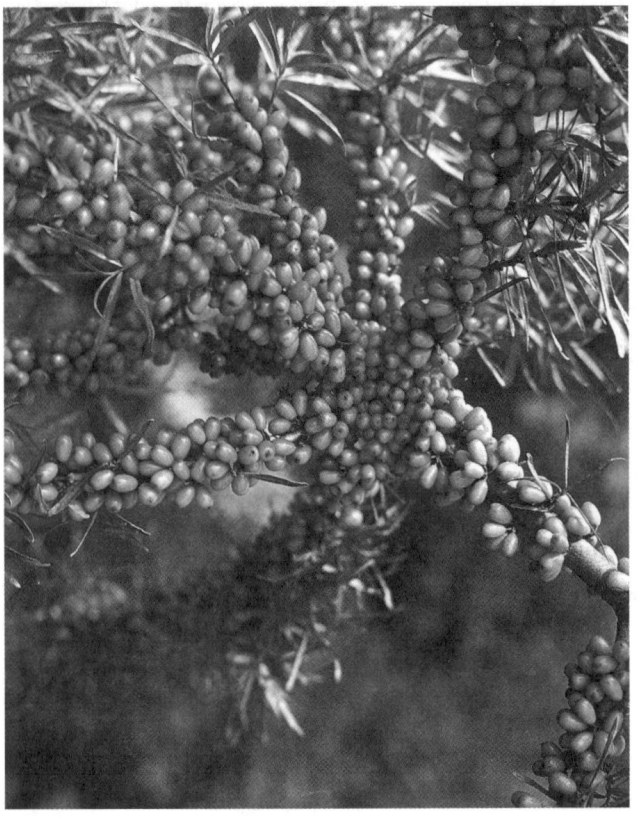

– Kapitel 1 –

SANDDORN –
EIN RETTENDES FRÜCHTCHEN

Top-Vitamin-C-Spender in Kriegszeiten
und bei besonderen Belastungen

Vermutlich hat es mit den verhältnismäßig geringen natürlichen Vorkommen in Deutschland und möglicherweise auch mit den schwierigen Erntebedingungen zu tun, weshalb die heilkräftigen Eigenschaften des Sanddorns selbst in der alten Volksmedizin und bis fast in die Mitte unseres Jahrhunderts hinein nahezu unbekannt waren. Seit Hunderten von Jahren war dagegen die Anpflanzung von Sanddornsträuchern zur Befestigung loser Sandböden, zum Beispiel von Stranddünen auf Nordseeinseln, oder auch die Verwendung der dekorativen „Korallenbeeren" als Zimmerschmuck verbreitet. In den 30er Jahren war dies geradezu eine Modeerscheinung vor allem in den deutschen Metropolen Berlin, Hamburg und München, wurde aber 1936 durch eine Naturschutzverordnung stark eingeschränkt und nach der zu Anfang der 40er Jahre erfolgten Entdeckung der wertvollen Eigenschaften des Sanddorns als überlebensnotwendigem Vitaminspender in ganz Deutschland verboten.

Die Entdeckung des Vitaminreichtums der Sanddornbeeren geht auf eine Veröffentlichung von C. Griebel und G. Heß im Mai 1940 zurück; die eigentlichen Sanddorn-Pioniere aber sind der Arzt B. Hörmann und der Apotheker M. Löhner, beide aus München, die durch umfangreiche Forschungen und Selbstversuche ab 1941 Sanddorn als hochkarätige Vitamin-C-Ressource mit einem Schlag einer breiten Öffentlichkeit bekannt machten. Dr. Hörmann nannte die Sanddornbeere in seiner gleichnamigen Veröffentlichung „die beste natürliche Vitamin-C-Spenderin" und schrieb als Ergebnis eines Selbstversuches, bei dem er im Wechsel über mehrere Tage sehr geringe oder größere Mengen an Vitamin C zu sich nahm:

„Zusammenfassend konnte ich feststellen, daß ich nach Auffüllung des Körperdepots an Vitamin C und reicher weiterer Zufuhr in Form von Sanddornbeerensaft eine subjektiv und objektiv nachweisbare bedeutende Steigerung der körperlichen, geistigen und psychischen Kräfte erlebte."

Der Vitamin-C-Gehalt von Sanddorn übertrifft nicht nur alle einheimischen Obstsorten, wie selbst die Schwarze Johannisbeere, sondern auch die dafür gerühmten Zitrusfrüchte bei weitem, zum Beispiel die Zitrone bis um etwa das Zehnfache. Nur die Hagebutte kann der Sanddornbeere hier hin und wieder, abhängig vom Standort, das Wasser reichen mit 200-1000 mg/pro 100 g Frischsubstanz – nicht aber den beispielsweise in größeren Höhenlagen im Alpengebiet wachsenden Sorten mit einem Vitamin-C-Gehalt von über 1500 mg/100 g. Das Zusammenspiel von mineralischem Gestein, Wasser, Luft und Licht bringt zwar die kleinste, aber auch die beste Beerenqualität hervor.

Durchschnittlicher Vitamin-C-Gehalt einiger Obstsorten

(Angaben in mg auf 100 g Frischsubstanz)

Apfel	10 mg
Grapefruit	40 mg
Orange	50 mg
Zitrone	50 mg
Papaya	80 mg
Eberesche	100 mg
Schwarze Johannisbeere	180 mg
Sanddorn	450 mg

Sanddorn als Vitamin-C-Elixier

Vitamin C ist vor allem aufgrund seiner wichtigen Funktion für das Immunsystem bekannt, unter anderem zur Stärkung der Abwehrzellen und zur Vorbeugung von Infektionen, da ihm eine Wirkung gegen verschiedene Viren zugesprochen wird. Unter besonderen Belastungen und beispielsweise bei Infektionen muß auf eine erhöhte Zufuhr geachtet werden, da es hierbei rasch im Körper verbraucht wird. Durch seine antioxidative Schutzwirkung empfiehlt es sich auch als „Radikalenfänger", und zwar vor allem im *ACE-Komplex*, also der Verbindung mit Vitamin A/ Beta-Carotin und Vitamin E, wie er beispielsweise in der Sanddornbeere natürlich vorliegt *(siehe hierzu auch die Einleitung von Kapitel 6, Seite 91 f.)*.

Ein weiterer Wirkungsbereich ist die Vorbeugung von Herz-Kreislauf-Erkrankungen. Dies hat zum einen mit einer Senkung des Cholesterinspiegels und der Blutfettwerte zu tun, wodurch sich Ablagerungen in der Blutbahn und in den Gefäßen reduzieren. Zum anderen senkt ein hoher Vitamin-C-Gehalt im Blut auch den Blutdruck. Weitere Wirkungen auf den Organismus äußern sich in einer verbesserten Eisenaufnahme, einer Schutzfunktion für die Bronchien (z.B. bei Ozoneinfluß und anderen schädlichen Umwelteinflüssen) und seiner Bedeutung als „Hautvitamin" (z.B. gegen UV-Strahlung und bei der Wundheilung).

Vitamin C spielt auch eine wichtige Rolle im gesamten Stoffwechsel und dient der Neubildung und Erhaltung von Bindegeweben, Knochen, Knorpel und Zähnen. Schwerer Vitamin-C-Mangel äußerte sich früher in dem legendären, vor allem von Seefahrern gefürchteten *Skorbut* mit den Leitsymptomen Muskelschwund, Hautflecken, Anämie und Herzschwäche, Lockerwerden und Ausfallen der Zähne, Sehstörungen und nicht zuletzt auch durch starke psychische Beeinträchtigungen. Auch wenn Skorbut heute fast weltweit kein Problem mehr darstellt, sind die modernen Belastungen wie „oxidativer Streß" auf ihre Weise nicht weniger ungefährlich.

Empfohlen wurde bisher eine tägliche Zufuhr von 75 mg. Diese sind bereits in 30 g Sanddorn-Vollfrucht enthalten – das entspricht noch nicht einmal 2 Teelöffeln! Die Deutsche Gesellschaft für Ernährung (DGE) hat im Jahre 2000 den Wert der Aufnahmeempfehlung für Vitamin C von 75 mg auf 100 mg/ pro Tag und unter besonderen Belastungen, zum Beispiel für starke Raucher, von bisher 100 auf 150 mg/pro Tag erhöht.

Auf die ausreichende Versorgung mit Vitamin C muß auch deshalb geachtet werden, weil es nicht im Körper synthetisiert werden kann, sondern von außen zugeführt werden muß und bereits nach der relativ kurzen Zeit von zwei Stunden wieder ausgeschieden wird. Zusätzlich wird es durch viele Umweltgifte, Arznei- und Genußmittel zerstört. Eine Zigarette beispielsweise muß ausgeglichen werden durch 20-100 mg Ascorbinsäure, die für die Neutralisierung der aus dem Zigarettenrauch entstehenden freien Radikalen verbraucht wird.

Besonders unter extremen Bedingungen sind Vitamin C und andere Vitamine, vor allem Vitamin E und das Provitamin A oder Beta-Carotin, außerordentlich wichtig für die Erfüllung der Lebensfunktionen, wie ein Beispiel aus der modernen Luftschiff-fahrt nochmals belegt:

Vor, während und nach einem sowjetisch-mongolischen Weltraum-flug im Jahre 1981 nahmen die Kosmonauten über einen längeren Zeitraum ständig sanddornhaltige Nahrungsmittel zu sich und behielten sehr gute Vitaminstoffwechselwerte. Die Menge von Vit-aminen im Blutserum insgesamt nahm sogar zu, die über den Urin ausgeschiedene dagegen ab, so daß die vitaminhaltigen Nah-rungsmittel offenbar sehr gut verwertet wurden. Die für den Or-ganismus besonders verträgliche Wirkung von Sanddorn ist auf eine Ähnlichkeit seiner Inhaltsstoffe mit Naturprodukten des Stoffwechsels zurückzuführen.

In der Nachkriegszeit, die einerseits von Mangel geprägt war und andererseits erhöhte Anforderungen an den Menschen stellte, wurde der Sanddorn zu einem ernährungsphysiologisch als sehr wertvoll anerkannten und heißbegehrten Lebens-Mittel. Von seiner Kräftewirkung, die bei sorgfältiger Verarbeitung lange bewahrt bleibt, wird ein in seiner Spannkraft nachlassender Organismus neu belebt und gekräftigt, wodurch auch der Kreislauf angeregt wird. Neuere Forschungen haben die Stärkung der Funktionstüchtigkeit der Blutgefäße und die Förderung der Zellatmung (Redox) durch Vitamin-C-Gaben festgestellt, ferner eine Besserung bei Anämie und Appetitmangel, Zahnfleischbluten, Kopfschmerzen, Konzentrationsschwäche sowie körperlich-geistiger Erschöpfung.

„Alles, was man heute unter dem Namen ‚Mangelkrankheiten' zusammenfaßt, wobei oft kein *äußerer* Mangel vorliegt", schrieb E. O. Eckstein schon 1943 ganz zeitgemäß, selbst unerklärliche Ermüdungserscheinungen und Schwächezustände sprechen gut auf Sanddorn an. In Zeiten erhöhter körperlicher Anstrengung und geistiger Belastung werden die körpereigenen Abwehrkräfte gestärkt und damit auch die Infektionsanfälligkeit herabgesetzt. Sanddorn dient sowohl der Vorbeugung als auch zur Therapiebegleitung und in der Rekonvaleszenz. Besonders in der kalten und lichtarmen Jahreszeit kann diese Pflanze, die in der Natur „ein Nichts vom Boden, ein Maximum aus der Welt des Lichts" beansprucht, also kosmische Nahrung aufnimmt, die Sonnenkräfte verinnerlicht und an den Organismus weitergibt, viel zur Stärkung der *natürlichen* Lebenskräfte beitragen. Der Sanddorn verfügt über eine besondere Fähigkeit, mit Licht umzugehen und wurde deshalb auch schon liebevoll als „Licht-Künstler" bezeichnet.

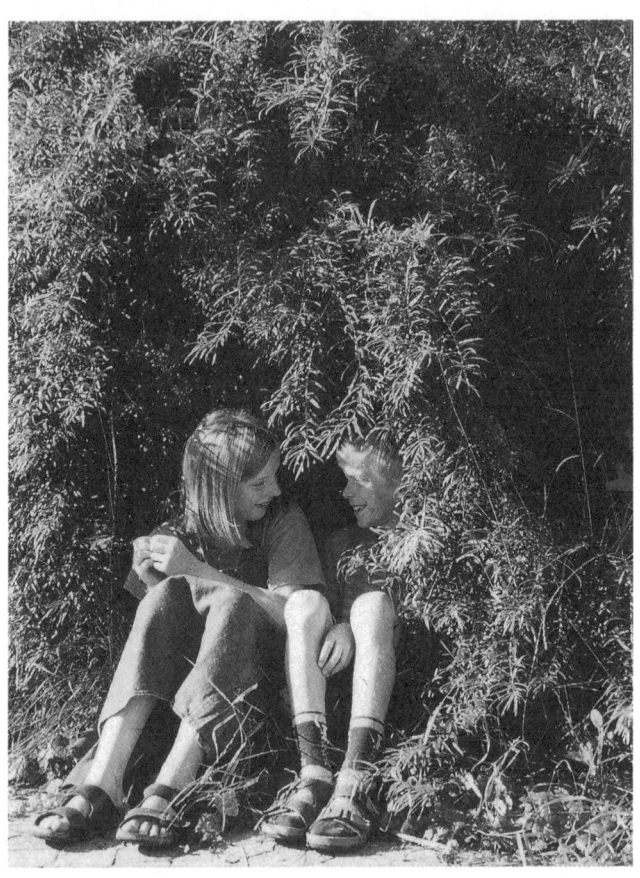

Kinder mögen Sanddorn

Sanddorn ist für Mütter wegen der geballten Vitamin-Power und guten Verträglichkeit während der Schwangerschaft und Stillzeit besonders zu empfehlen. Natürlich ist Sanddorn gerade auch für Kinder, die sich in der Wachstumsphase befinden, eine ideale polyvitaminhaltige Nahrungsergänzung, die mangelnde Frischkost ausgleichen kann.

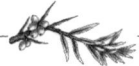

Sanddorn anstelle von Lebertran

Ulrike H., die kurz nach Ende des Zweiten Weltkrieges geboren wurde, hat noch heute positive Kindheitserinnerungen an den Sanddorn. Sie stammt aus einer reformbewegten Familie; so hatte ihr Großvater väterlicherseits um 1930 den „Naturheilverein" in Fulda gegründet.

Glücklich die Kinder, deren Eltern sie nicht zum Lebertran zwingen mußten (denn zumindest für Vitamin A ist durch den hohen Gehalt seines „Provitamins" Beta-Carotin im Sanddorn gut gesorgt): Nach dem Krieg wurde die Sanddorn-Vollfrucht von der „Mühle Donath" für die Familie zu einem wichtigen Hausmittel. Ulrike bekam als Kind täglich 1 Teelöffel Sanddorn-Extrakt, den sie gerne in Joghurt zusammen mit Weizenkeimen oder Leinsamen aß. Eine Extra-Ration gab es bei Bauchschmerzen und anderen Magen-Darm-Störungen. Im Winter wurde Sanddorn regelmäßig als heißes Getränk mit Wasser aufgegossen getrunken; er schmeckt auch gut mit Tee oder Milch und natürlich mit Honig gesüßt. So hatte Ulrike nie den Eindruck, „Medizin" einzunehmen, blieb aber dennoch zwar nicht vor allen Kinderkrankheiten, aber vor manch einer Grippewelle verschont.

Bis heute ist sie ihrer Sanddorn-Vollfrucht (und sogar der alten Hausmarke!) treu geblieben und bekommt leuchtende Augen, wenn das Wort „Sanddorn" fällt. Besonders begeistert ist sie von den neuentwickelten Hautpflegepräparaten mit Sanddornöl, die sie schon nach ersten Versuchen überzeugt haben und denen sie fortan ebenfalls treu bleiben wird. Wie schon gesagt: Glücklich die Kinder, ...

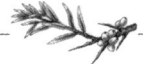

Erst Sanddorn-„Boom", dann Wirtschaftswunder

In der Nachkriegszeit erlebte Deutschland jedenfalls – unterstützt durch die teilweise geradezu euphorischen Veröffentlichungen – einen regelrechten Sanddorn-„Boom". Die nur mühsam zu sammelnden Sanddornbeeren wurden nicht nur zu Hause (oft unter noch größeren Mühen) zu Saft, Sirup, Marmelade oder Gelee verarbeitet, sondern es wurde auch eine Vielzahl von Produkten entwickelt: Sanddornmark, Ursaft, Nektar, Sirup, Sanddorn-Joghurt, Fruchtaufstriche, Konfitüren und Gelees, Säuglings- und Kindernahrung, Reformhaus- und Diätprodukte, Kekse, Müsliriegel und andere Süßwaren, Kuchenoder Marmeladenfüllungen, Sanddorn zur C-Vitaminisierung und Aromatisierung anderer säure- oder aromaarmer Obstarten und vieles mehr.

Die von Ernährungsforschern wie Bircher-Benner oder Ragnar Berg betonte wichtige Rolle der Zufuhr von natürlichen Vitaminen aus Obstpreßsäften wird durch Sanddorn in idealer Weise ermöglicht. Ein niedriger pH-Wert seines Rohsaftes und das Fehlen des vitaminabbauenden Enzyms *Ascorbinsäureoxidase* sorgen außerdem dafür, daß auch bei längerer Lagerung keine Vitaminverluste auftreten. Ebenso besitzt die Verbindung aus Carotinoiden und Tocopherolen in den Inhaltsstoffen eine eigene antioxidative Schutzwirkung.

Das wilde Früchtchen hat aber auch seine Besonderheiten und regelrechte Tücken. Seine natürlichen Vorkommen sind in Deutschland auf Randlagen begrenzt, die Ernte- und Verarbeitungsmethoden könnten unter das Motto *Der Widerspenstigen Zähmung* gestellt werden. Zudem hat der Saft noch die konsumfeindliche Eigenart, daß sich in der Flasche nach unten ein Bodensatz senkt, nach oben dagegen ein deutlich sichtbarer Ölring absetzt. Welche Anstrengungen bis heute noch unternommen werden, hier Abhilfe zu schaffen, wird in dem späteren Kapitel *„Not macht erfinderisch" (Seite 79 f.)* beschrieben.

Für das in den 50er Jahren beginnende deutsche Wirtschaftswunder und die sich daraus entwickelnde Überflußgesellschaft verlor der Sanddorn schon bald an Attraktivität, wobei seine Verwendung als Ziergehölz oder zur Bodenbefestigung ihn aber nie ganz in Vergessenheit geraten ließ.

Vor allem in der anthroposophischen Medizin behielt Sanddorn jedoch immer seinen Stellenwert als hochwertiges natürliches Heilmittel und zur Nahrungsergänzung.

Sanddorn – eine Lieblingspflanze der Anthroposophie

In seiner *Heilpflanzenkunde* hat Wilhelm Pelikan dem Sanddorn unter anthrosophischen Gesichtspunkten ein wahres Denkmal gesetzt, was gewiß zu seinem Status als eine der Lieblingspflanzen der anthroposophischen Heilkunde beigetragen hat. Das Wesen der Pflanze wird hier aus dem Wechselspiel zwischen Natur, Mensch und Kosmos abgelesen. Aus der Wahl von kargen Standorten mit sterilen Böden, mit denen sich der Sanddorn als Überlebenskünstler begnügt, wird seine große Nähr- und Heilkraft abgeleitet; denn auf denjenigen, der ihn als Nahrung, Nahrungsergänzung oder Medizin zu sich nimmt oder auch sein Öl auf der Haut und Schleimhaut anwendet, übertragen sich seine Widerstandskraft, Ausdauer und Regenerationsfähigkeit. Der hohe Anteil an Fruchtsäuren (Vitamin C = Ascorbinsäure) wird bei dieser Betrachtungsweise als Ausdruck des Kampfes gesehen, den die Pflanze gegen das Leben zum Stocken bringende Einflüsse führt. Unterstützt in diesem Prozeß wird er durch die in den ungesättigten Fettsäuren seines Öls besonders konzentrierten „Lebensbildekräfte" aus kosmischer Nahrung.

Denn obwohl der Sanddorn als erster Pionier des Lebens keine Ansprüche an den Boden stellt und sich asketisch mit äußerster Armut im Wurzelbereich zufriedengibt, stellt er hohe Ansprüche an das Licht, von dem er eine Überfülle braucht. Auch das in hoher Konzentration im Sanddorn enthaltene Carotin ist ein solcher „Lichtstoff", der die Lichtenergien aufnimmt und auf das Chlorophyll überträgt. Nach den Worten Pelikans ist das Carotin damit „Ausdruck für den intensiven Anteil von Kieselsäureprozessen und Lichtdynamik am Leben der sie tragenden Pflanze". Unterstützt wird der Sanddorn dabei durch einen ungewöhnlich hohen Ölgehalt in Fruchtfleisch und Samenkernen. Die Tatsache, daß eine Pflanze nicht nur ihre Kerne, sondern auch ihr Fruchtfleisch mit Öl zu durchtränken vermag, ist Ausdruck für ihre Fähigkeit, die kosmischen Licht-Wärme-Kräfte in sich aufnehmen und in Lebensbildekräfte umwandeln zu können.

Aus all diesen, aus der Natur abgelesenen und gedeuteten Eigenschaften erklärt sich die große Wertschätzung des Sanddorns durch die anthroposophische Heilkunde, die ihren praktischen Niederschlag in einer ganzen Reihe von damit entwickelten Produkten findet. Die Kräftewirkung, die bei einem sorgfältigen Umgang mit den Sanddornbeeren ungewöhnlich lange erhalten bleibt, richtet sich auf eine mangelnde oder geschwächte Vitalität und führt über eine Aktivierung der Selbstheilungskräfte zu einer Neubelebung des gesamten Organismus.

Interessanterweise lassen sich diese Vorzüge des Sanddorns auch beim Vergleich mit *„astrologischen Signaturen"* in großer Übereinstimmung nachvollziehen. Seine Liebe zum Licht macht ihn zur Sonnenpflanze, welche die Lebenskräfte unterstützt. Als ein Gewächs, das aus Kargheit und Dürre hervorgeht, und auch von seiner Ausdauer her handelt es sich um eine uralte Saturnpflanze, die leidvollen Mangel und Entsagung kennt, ihnen aber heilend zu begegnen weiß. Und ihr großes Durchsetzungsvermögen und ihre Widerstandskraft, die sich sichtbar in ihren roten Beeren und in ihren Dornen äußert, macht sie schließlich als Marspflanze erkennbar.

Die Vorteile von natürlichem Vitamin C

Über die Vorteile von Sanddorn als natürlichem Vitamin-C-Spender wurden bereits zu Beginn der 50er Jahre Reihenuntersuchungen bei Gruppen von wachstumsbeschleunigten Jugendlichen im Alter von 10-14 Jahren angestellt, die auch unter einem Mangel an Konzentration und Leistungskraft litten. So wurde unter anderem die Resorption von Milcheiweiß unter Zugabe von Sanddornmark beobachtet, die dadurch um 50% gesteigert wurde. Bei Schülern mit mangelnder geistiger Leistungsfähigkeit, großer Konzentrationsschwäche und Unruhe wurden im Rahmen der Schulspeisung der täglichen Menge von $1/2$ Liter Milch 2 Teelöffel Sanddorn zugesetzt; sie erreichten ihre geistige Leistungsfähigkeit viel rascher wieder, nämlich nach längstens 4 Wochen, als Kinder, die nur Milch bekommen hatten und dafür etwa 6 bis 8 Wochen benötigten.

Ein Großversuch wurde an etwa 5000 Schülern während einer Grippewelle durchgeführt. Etwa 40% waren an Grippe erkrankt und zeigten Symptome wie hohe Temperatur, Schwindel, Erbrechen und starke Schleimhautentzündung von Nase und Rachen. Von den 60% der noch nicht erkrankten Kinder bekam die Hälfte täglich $1/2$ Liter Milch pur, noch etwa 30% von ihnen erkrankten trotzdem. Die andere Hälfte bekam zusätzlich zu der Milch auch noch Sanddorn; diese Verbindung erwies sich als hervorragender natürlicher Infektionsschutz, denn von dieser Gruppe erkrankten nur noch 2%.

Bei diesen und ähnlichen Untersuchungen wurde auch festgestellt, daß sich ein Vitamin-C-Mangel durch die Gabe von Sanddorn wesentlich schneller beheben läßt als durch Gaben von Zitronensaft, reiner Ascorbinsäure oder synthetisch hergestellten Vitaminpräparaten. Nur die Kombination mit ähnlichen natürlichen Vitaminträgern könnte diese Wirkung vielleicht noch übertreffen, etwa die hochkarätige Mischung von Sanddorn- und Hagebuttenmark mit etwas Ebereschensaft: ein wahres Lebenselixier!

Aus natürlichen Quellen gewonnene und synthetisch hergestellte Vitamine unterscheiden sich bei der Analyse zwar nicht, wohl aber in ihren qualitativen Eigenschaften. So kommt Vitamin C in der Natur niemals isoliert vor, sondern immer in einer Verbindung mit anderen Vitaminen und Provitaminen, Fruchtsäuren und Spurenelementen. Für eine natürliche Nahrungsergänzung sind daher die begleitenden Pflanzenstoffe und die sich aus der Gemeinschaft mit ihnen ergebenden Synergie-Wirkungen besonders wichtig.

Hervorzuheben ist schließlich auch noch die ungewöhnlich gute Verträglichkeit von Vitamin C im Sanddornsaft, die von mehreren Personen mit deutlicher Zitrus-Überempfindlichkeit bestätigt wurde. Dies ist um so erstaunlicher, da die reichlich sauren Beeren einen pH-Wert von 2,5-3 und 30-40g Gesamtsäure als Weinsäure/kg haben. Vielleicht läßt sich dies damit erklären, daß es sich hier um keine exotische Züchtung, sondern um eine einheimische Frucht handelt, die zudem in völlig ausgereiftem Zustand geerntet wird? In Untersuchungen wurde festgestellt, daß die in der mit der Sanddornbeere vergleichbaren Hagebutte enthaltene Ascorbinsäure im Magen-Darm-Trakt nur geringer Oxidation unterliegt und deshalb vom Organismus auch besser genutzt werden kann. Außerdem besitzt Sanddorn eine Reihe von anderen Inhaltsstoffen mit einer Schutzwirkung auf die empfindlichen Schleimhäute in Mund, Speiseröhre, Magen und Darm.

SANDDORN IN DER KÜCHE

Rezepte mit frisch geernteten Sanddornbeeren

Vielleicht können die folgenden Rezepte unter anderem auch als kreative Anregung dienen, selbst ein paar Sanddornsträucher in den eigenen Garten zu pflanzen. Denn wenn man nicht am Meer oder in den Bergen wohnt, wo man Wildbeeren sammeln kann, ist es schwierig, sich mit frischen Beeren zu versorgen. Selbst in ihrer Erntezeit zwischen Ende August und Mitte Oktober werden sie nur in wenigen Hofläden in Mecklenburg oder Brandenburg frisch angeboten und lassen sich zu Hause allenfalls 1-3 Tage lagern. Wenn sie nicht gleich verarbeitet werden können, sollten sie möglichst sofort eingefroren werden. Am besten für die Weiterverarbeitung eignet sich kaltgepreßtes und dann für die Lagerung tiefgefrorenes Sanddornmark. Dafür werden die rohen Beeren durch ein Sieb gestrichen oder durch ein Tuch gepreßt und mit Zucker oder Honig nach Belieben gesüßt. 2-3 Eßlöffel davon als Tagesration, leicht erwärmt mit Honig, in Wasser, Milch oder Tee verdünnt, oder mit Joghurt, Quark oder zum Müsli gegessen, stärken die Lebensgeister. Als sechswöchige Kur, mit zweiwöchiger Pause und dann nochmaliger Wiederholung, ist Sanddorn vor allem in der vitaminarmen und „dunklen" Jahreszeit des Winters und beginnenden Frühjahrs die beste Vorbeugung gegen Erkältungen und die sprichwörtliche „Frühjahrsmüdigkeit".

Wichtige Tips für die Verarbeitung

- **Die Sanddornbeeren müssen in gut ausgereiftem Zustand gesammelt und nach der Ernte entweder rasch verarbeitet oder eingefroren werden.**

- Da sie leicht oxidieren und dadurch nicht nur ihre Farbe, sondern auch ihren Geschmack verändern, dürfen sie nicht mit Metall in Berührung kommen. Also: Nichtrostende Scheren, Holzlöffel und Keramik- oder Emailtöpfe verwenden!
- Sorgfältig verarbeitet, möglichst in lichtechte Flaschen oder Gläser gefüllt, gut verschlossen, kühl und dunkel aufbewahrt verlieren Zubereitungen mit Sanddorn auch bei längerer Lagerung ihren Vitamingehalt nicht.

Sanddornsaft

Auf jeweils 1 Pfund reife Sanddornbeeren ist dieselbe Menge an Zucker zu rechnen. Die Beeren, die vorher etwas zerquetscht werden können, werden mit 100 ml Wasser 15 bis 20 Minuten leicht gekocht. Der Brei wird abgeseiht oder durchpassiert, dann erst wird der Saft gesüßt. Noch heiß in Flaschen füllen und bei 85°C 20 Minuten sterilisieren (nur, wenn eine längere Lagerung vorgesehen ist).

- Gesündere Variante: Anstelle von weißem Zucker Rohrohrzucker verwenden oder mit Honig oder Birnendicksaft süßen.
- Wer einen Dampfentsafter besitzt, gibt die Beeren gleichzeitig mit dem Zucker in den Entsafter und füllt den Saft in vorgewärmte Flaschen.
- Mit einer Zentrifuge können Sanddornbeeren kalt entsaftet werden. Der gewonnene Rohsaft kann pur oder mit der gleichen Menge an Zucker vermischt bis zu einem Jahr aufbewahrt werden. Um eine Gärung zu verhindern, kann ein dünner Ölfilm als Luftabschluß dienen.

Sanddornsirup

1 kg Sanddornbeeren werden zerdrückt und mit $^3/_4$ Liter heißem Wasser übergossen. Den Topf mit Pergamentpapier fest verschließen und 24 Stunden kühl und dunkel stehen lassen. Abseihen, nach Geschmack bis zu 1 kg Zucker dazugeben und 3 Teelöffel Zitronensaft einrühren. In kleine Flaschen (250 bis 500 ml) füllen und bei 70°C 20 Minuten sterilisieren. Die Flaschen mit Gummikappen verschließen.

Sanddorn-Jam

$1/2$ Liter Sanddornrohsaft wird – je nach Geschmack – mit $1/2$ bis 1 Pfund Zucker vermischt und unter ständigem Rühren bis zur Sirupdicke gekocht. In saubere Gläser füllen und mit Zellophan verschließen.

- Für klassisches Gelee nicht ganz vollreife Beeren verwenden, die noch genügend Pektin enthalten, um zu gelieren. Aus reiferen Früchten wird eine geleeartige Marmelade.

Sanddorn-Mischfrucht-Marmelade

$1/2$ Liter Sanddornsaft wird mit 500–1000 g kleingeschnittenen Früchten vermischt. Besonders gut geeignet sind Sorten, die weniger Fruchtsäure und ein nicht so intensives Aroma besitzen, wie Birne, Melone und Kürbis. Mit $1/2$ bis 1 Pfund Zucker mischen und unter ständigem Rühren 15 bis 20 Minuten bis zur Marmeladenprobe kochen.

- Apfelkompott mit Zimtstangen und Rosinen erhält durch Sanddornsaft ein angenehm frisches Aroma.
- Sanddorn verträgt sich auch gut mit Hagebutten.

Sanddornhonig

Die Sanddornbeeren werden bei mäßiger Hitze mit etwas Flüssigkeit unter Umrühren weichgedämpft, durch ein Haarsieb gestrichen oder durch ein Passiergerät („Flotte Lotte") gedreht. Das Fruchtmark mit derselben Menge Honig so lange gut verrühren, bis eine völlig homogene Masse entstanden ist. Gut verschlossen in kleinen Gläsern aufbewahren.

- Für eine **fruchtige Sauce** in der gewünschten Konsistenz mit Wasser verdünnen und leicht erwärmen. Je nach Geschmack und Gericht mit folgenden Gewürzzutaten abschmecken und verfeinern: Senf, Meerrettich, Koriander, geriebene Orangen- oder Zitronenschale ... und vor allem ein Schuß Phantasie.
- Verwendung zu Wild, Fisch und indianischem Büffel (wie die verwandte *Shepherdia* oder indianische Büffelbeere).

Sanddorn in Teemischungen

Getrocknete Sanddornbeeren oder auch Sanddorntrester lassen sich sehr gut zu eigenen Mischungen von Früchtetees verwenden, beispielsweise mit Hibiskusblüten, Schlehen- oder Weißdornfrüchten, getrockneten Apfelstücken und Hagebuttenschalen. Sie sind aber durchaus auch mit Kräutern zu kombinieren und nicht nur als „Ostfriesischer Schietwettertee" zu genießen.

- Vom Kräuterpfarrer Weidinger wird ein Teerezept mit **Sanddornblüten** gegen „Altersvergeßlichkeit" empfohlen: Dafür werden 2 Teelöffel Sanddornblüten mit $1/4$ Liter Wasser überbrüht, 15 Minuten ziehen gelassen und abgeseiht. Der Tee tut aber nur dann seine Wirkung, wenn drei Monate lang regelmäßig morgens und abends 1 Tasse davon getrunken wird.
- Volksmedizinisch wird der Tee aus den Blüten sowie den jungen Trieben und Blättern auch bei Rheuma und Gicht sowie zur unterstützenden Therapie bei Hautleiden empfohlen. Neuere Forschungen haben die antivirale Wirkung der Blätter nachgewiesen. Tee aus Sanddornblättern verträgt sich gut mit Johanniskraut, Minze und Johannisbeerblättern.

Rezepte mit Sanddorn-Fertigprodukten

Sanddornprodukte gibt es längst nicht mehr nur in Reformhäusern, sondern auch in immer mehr Naturkostläden, in „Diätabteilungen" von Super- oder Drogeriemärkten sowie über Spezialversender. Nachfolgend zunächst ein kleiner Einkaufsführer durch das immer vielfältiger werdende Angebot mit anschließenden Rezeptvorschlägen:

- **Ursaft** = reiner Sanddorn-Preßsaft mit einem besonders hohen Vitamingehalt, ungesüßt oder mit verschiedenen Süßungsmitteln (Zucker, Fruchtzucker, Honig). Als **Nektar** (25%) verdünnt und gesüßt oder mit anderen Säften vermischt, z.B. Apfel-Sanddorn oder Orange-Sanddorn.
- **Vollfrucht** = die ganzen Beeren werden vermahlen, ungesüßt oder gesüßt erhältlich. Die *Fruchtsauce* enthält zusätzlich Johannisbrotkernmehl und Zitronensaft bzw. andere Rezeptu-

ren mit Birnendicksaft und Honig. Sehr praktische Verwendung in der Küche.

- **Elixiere** = bisher eine speziell anthroposophische Zubereitung mit Sanddornsaft und -mark, gesüßt oder ungesüßt.
- **Fruchtaufstriche** = Marmeladen und Gelees, mit Zucker oder anderen Süßungsmitteln; häufig gemischt mit anderen Früchten, z.b. Äpfeln, Erdbeeren oder Aprikosen.
- **Diverses** (ohne Anspruch auf Vollständigkeit)
  – Joghurt, auch mit anderen Früchten (wie Orange), in Bio-Qualität ohne Aromen, mit Agavendicksaft und Honig gesüßt
  – Fruchtschnitten: aus Sanddornfruchtpulver, -mark und -saftkonzentrat, meistens mit Marzipan, anderen Trockenfrüchten wie Datteln, Feigen u.ä. gemischt
  – Kekse mit Sanddorn-Fruchtfüllung
  – Bio-Gummibärchen aus Sanddornsaft
  – Sanddorn-Kluntjes = Kandis in Sanddornlikör
  – Sanddornessig und Sanddornsenf = mit Sanddornbeeren
  – Sanddorn-Salatöl = mit Sanddornöl in einem anderen Speiseöl (vorzugsweise Sonnenblumenöl).

Erfrischende Sanddorn-Getränke

Besonders geeignet hierfür sind Ursaft und Vollfrucht, mit Wasser oder Milch (kalt oder warm) oder mit anderen Fruchtsäften verdünnt und mit Agavendicksaft oder Ahornsirup gesüßt.

Einige Vorschläge zur Anregung:
- 4 Eßlöffel Sanddorn-Vollfrucht oder 2 Eßlöffel Sanddorn-Ursaft, mit Wasser oder Milch auffüllen, süßen.
- **Sanddorn-Mandel-Milch:** 1 Tasse Milch (bei Milchunverträglichkeit Sojamilch, die den Mandelgeschmack verstärkt), 1 Eßlöffel weißes Mandelmus, 1 Teelöffel Sanddorn-Ursaft und 1 Teelöffel Honig gut miteinander verrühren. Kann auch unter ständigem Rühren erwärmt getrunken werden.
- **Sanddorn-Lassi:** Je 1 Tasse Joghurt, Milch oder Molke und Wasser gut vermischen und mit einem Quirl oder Schneebesen

schaumig schlagen. 2 Eßlöffel mit Honig gesüßte Sanddorn-Vollfrucht einrühren.

Früchtepunsch oder Eistee

Grundlage ist eine Teemischung aus Sanddornbeeren mit Hagebutte, Schlehdorn, Hibiscus, Apfel, Zimtrinde, Fenchel, Anis usw. Davon werden 4 Eßlöffel mit $^2/_3$ Liter Wasser und $^1/_3$ Liter rotem Traubensaft oder Rotwein aufgekocht. 10 Minuten köcheln und ziehen lassen. Abgießen und mit Honig oder Agavendicksaft süßen. Schmeckt heiß ebensogut wie eisgekühlt. Im Winter mit Rum-Kandis oder Kluntjes in Sanddornlikör süßen.

- **Alternativer Sanddorn-Früchtepunsch:** Früchteteemischung mit Gewürznelken, Zimt und Kardamom zubereiten. Sanddorn-Vollfrucht und Honig nach Geschmack zugeben.

Sanddorn-Vitaminpower zum Frühstück

- Sanddorn paßt hervorragend zu Müsli, Frisch- oder Trockenobst, Joghurt, Quark, Haferporridge, Dinkelgrießbrei usw.
- Bei Verwendung von Sanddorn-Nektar (Saft) z.B. über Haferflocken gießen und etwas quellen lassen. Dann kann auf Milch, Joghurt o.ä. ganz verzichtet werden.
- Bei Verwendung von Sanddorn-Vollfrucht (Mark) oder Sanddorn-Fruchtsauce über Joghurt gießen oder mit Quark verrühren.
- Auch Sanddornkonfitüre oder -gelee läßt sich gut mit Quark verrühren oder als herb-süßer Brotaufstrich verwenden.
- Quark oder Joghurt mit Sanddorn sind geschmacklich gut mit Hasel- oder Walnüssen, Sonnenblumenkernen, Mandeln und Kokosraspeln zu ergänzen.

Sanddorn als Füllung für Pfannkuchen, Omeletts oder Crêpes

Am besten wird hierfür, da sie nicht so flüssig ist, Sanddorn-konfitüre verwendet. Als Füllung kann sie z.B. mit Creme fraîche oder Schmand vermischt werden.

- Für die Füllung von Biskuitrollen wird honiggesüßte Sanddorn-Vollfrucht in eine Masse aus Quark und steif geschlagener Sahne gerührt.

• Schweizer Rüblitorte schmeckt fast noch besser, wenn sie anstelle von Aprikosengelee mit Sanddornkonfitüre bestrichen wird.

Sanddorn zum pikanten Abschmecken von Suppen, Saucen oder Hauptgerichten

In Skandinavien ist Sanddorn, der bis in hohe nördliche Breiten wächst, als hochgeschätzte Vitamin-C-Quelle sowie als pikante Abwechslung in der Küche traditionell bekannt und sehr beliebt, beispielsweise als würzige Zugabe zu Fisch und Wild. Wie es in einem alten Kochbuch heißt, werden die Speisen dadurch nicht nur geschmacklich interessanter, sondern es wird auch der Speichelfluß ebenso wie die Magensaftproduktion angeregt, so daß die Speisen nicht nur schmackhafter sind, sondern vor allem auch schwerere Gerichte bekömmlicher werden.

Fruchtige Hokkaido-Kürbissuppe mit Sanddorn

• Zur Potenzierung der vitalisierenden Farbe Orange kann die Zugabe von Tomaten, geriebenem Apfel und Knoblauch durch Sanddorn-Vollfrucht und frischen Ingwer ersetzt werden. Mit Kardamom, Kreuzkümmel und Curry abschmecken.
• Als Kontrast braucht das kräftige Orange unbedingt etwas ausgleichendes Grün, wie Petersilie oder Schnittlauch, zum Garnieren.

Scharfe Sanddornsauce

Kleingehackte rote Zwiebeln und Knoblauchzehe in Olivenöl anrösten. Eine in feine Streifen geschnittene Chilischote sowie Gewürze nach Wahl dazugeben. 6 Eßlöffel Sanddorn-Vollfrucht (ungesüßt, sonst mit Zitronensaft oder Balsamessig abschmecken) hinzufügen und mit 100 ml Gemüsebrühe auffüllen.

Sanddorn-Grüne Tomaten-Chutney

Dieses Rezept bietet eine sehr kluge und wohlschmeckende Möglichkeit, um im Herbst nicht mehr ausreifende grüne Tomaten zu verarbeiten. Die Tomaten werden mit der gleichen Menge an Wildäpfeln in Würfel geschnitten und mit Zwiebeln und Knoblauch angedünstet. Durch die Zugabe von Sanddorn-Vollfrucht erhält man eine pikant-säuerliche Variante. Mit braunem Zucker und Gewürzen nach Wahl, beispielsweise Ingwer, Curry, Nelken, Zimt und Piment abschmecken und das Ganze etwa eine Dreiviertelstunde auf kleiner Flamme mit häufigem Umrühren köcheln lassen, bis es eingedickt ist.

- Noch heiß in saubere Gläser abgefüllt, luftdicht verschlossen und kühl gelagert, hält sich das Chutney einige Monate.
- Es schmeckt besonders gut zu asiatischen Reisgerichten.

Sanddorn-Rohkostsalat

400 Gramm grob geraspelte Karotten oder Rote Bete mit 250 g frischen Sanddornbeeren vermischen. Mit 150 ml Sauerrahm oder 100 ml Mayonnaise anmachen, mit Salz und Zucker würzen, nach Geschmack Knoblauch oder Meerrettich hinzufügen. Etwas ziehen lassen. Schmeckt gut zu Fleisch- und Gemüsegerichten.

Vitaminisierte Sanddornbutter

600 g Butter, 200 ml Sanddornsaft und 200 g Zucker im Mixer miteinander verquirlen. Die Sanddornbutter muß im Kühlschrank aufbewahrt werden und eignet sich als Brotaufstrich.

Sanddorn-Vinaigrette

4 Eßlöffel Sanddorn-Vollfrucht mit 2 Eßlöffel Balsamico-Essig und 4 Eßlöffel Olivenöl verrühren, mit Salz oder Shoyu (Sojasauce), frisch geschrotetem Schwarzkümmel und weiteren Gewürzen abschmecken.

- Alternativ statt Balsamico-Essig 1 Eßlöffel Zitronensaft und 1 Teelöffel grobkörnigen Senf und/oder eine Mischung aus 2 Teilen Olivenöl und 2 Teilen Walnußöl verwenden.
- Paßt sehr gut zu, in feine Streifen geschnittenem, Endiviensalat mit seinem herbem, leicht bitterem Geschmack, auch in einer Mischung mit Feldsalat und Radicchio.
- Man kann auch selbst, ähnlich wie mit Ebereschen oder Schlehen, mit Sanddorn einen Wildbeerenessig herstellen. Dafür

werden die getrockneten Beeren zerquetscht und mit 1 Liter Obstessig aufgekocht. Einen Tag zugedeckt ziehen lassen, dann den Essig durch ein feines Sieb abseihen und in Flaschen füllen. Er verträgt sich geschmacklich gut mit leicht bitteren rustikalen Salaten, wie Rucola (Senfrauke) und Brunnenkresse.

- Weißweinessig mit Sanddornbeeren ist auch im Handel erhältlich.

Sanddornöl in der Küche

Auch Sanddorn-Fruchtfleischöl und Sanddorn-Kernöl lassen sich sparsam in der Küche verwenden.

- Einige Tropfen **Sanddorn-Fruchtfleischöl** können einem neutraleren Speiseöl, wie Sonnenblumen- oder Distelöl, hinzugefügt werden. Salate und Rohkost erhalten dadurch nicht nur einen fruchtig-nussigen Geschmack, sondern auch der Vitamin- und Nährstoffgehalt der Speisen erhöht sich.
- **Sanddorn-Kernöl** zeichnet sich durch einen sehr hohen Gehalt an Alpha-Linolensäure = eine Omega-3-Fettsäure aus, wie sie sonst vor allem in Fisch enthalten ist. Es eignet sich als gehaltvolle Aufwertung von allen kalten Speisen, z.B. als Zusatz zu Marinaden und Mayonaisen.
- Sanddorn-Salatöl ist auch im Handel erhältlich. Hierfür werden durch ein besonders schonendes Verfahren der Kaltpressung Sanddornbeeren gleichzeitig mit Sonnenblumenkernen verarbeitet.
- Beide Öle niemals mitkochen, also erhitzen, sondern beispielsweise gebratene Speisen nur nachträglich damit beträufeln.

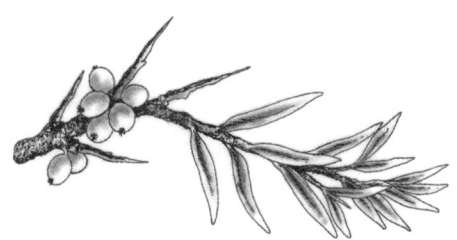

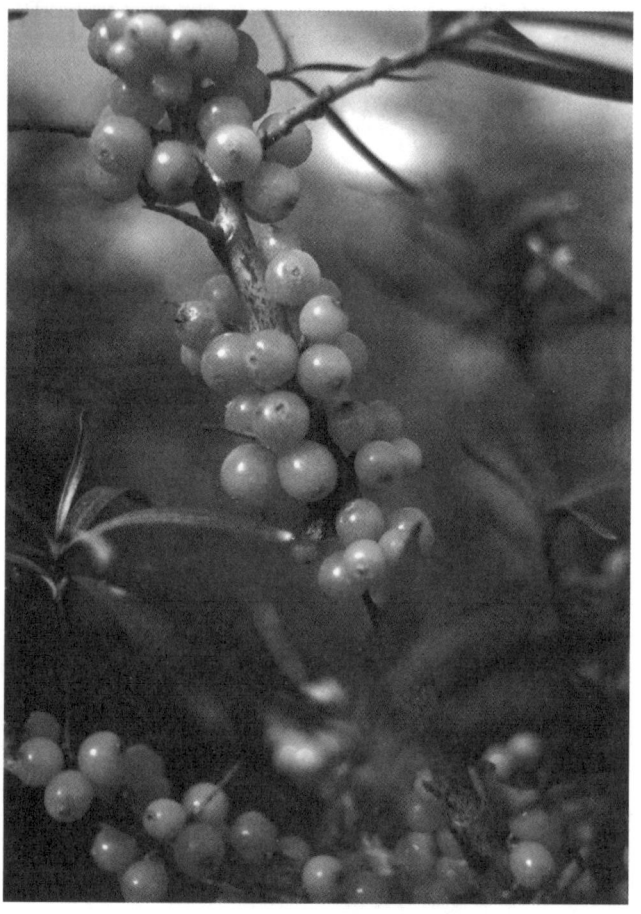

– Kapitel 2 –

VOM SCHATTENDASEIN EINER LICHTPFLANZE

Glänzendes Pferdehaar
und andere Randerscheinungen

Die natürlichen Vorkommen des Sanddorns ziehen sich in zwei auffallenden Gürteln über ein weitausgedehntes Verbreitungsgebiet in
Eurasien *(siehe Karte)*. Deutlich zu unterscheiden ist dabei ein mari-
times Vorkommen an den Anliegerstaaten von Nord- und Ostsee

- Nordwestfrankreich, Südostengland, Belgien und Holland,
  deutsche Nord- und Ostseeküste, Litauen, Estland, Finnland
  und Norwegen

und die ungleich größere Verbreitung kontinentaler Arten mit
dem Binnenlandgürtel

- Pyrenäen, Alpen (bis zu Donau, Bodensee, südlichem Rhein-
  tal und Lech), Karpaten, Kaukasus, Pamir, Altai, Baikal bis zum
  tibetischen Hochplateau, in die Mongolei und nach China.

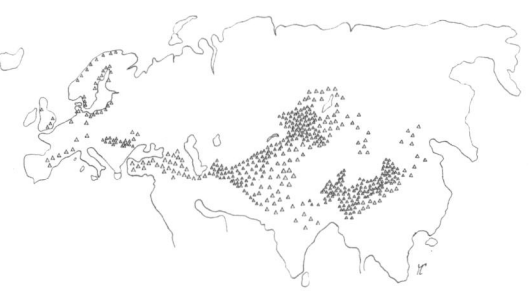

Natürliches Verbreitungsgebiet des Sanddorns in Eurasien

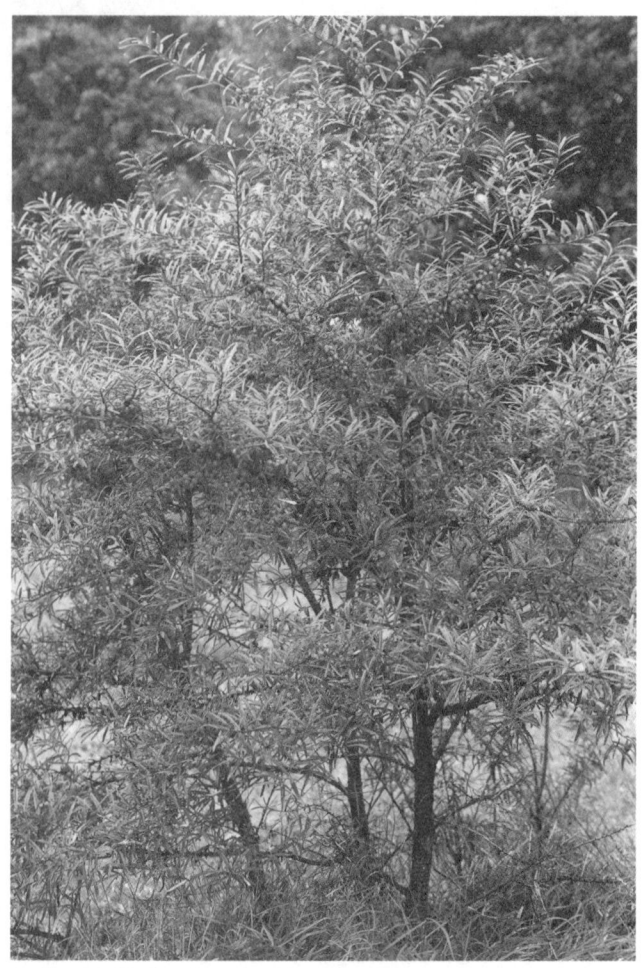

Auch in Mecklenburg kann Sanddorn Baumhöhe erreichen

Der Schwerpunkt des Verbreitungsgebietes liegt in Zentralasien und hat sich von dort nach Europa vorgeschoben. Sanddorn besitzt Ähnlichkeit mit Strauchbäumen aus tropischen und subtropischen Regionen, was als Hinweis auf seine asiatische Urheimat gelten könnte. Wahrscheinlich ist diese urzeitliche Pflanze am Ende oder nach der Eiszeit, also vor 17000 (!) Jahren, zu uns eingewandert, was durch Pollenfunde bewiesen ist. Im Gebiet des heutigen Landes Brandenburg hatte Sanddorn beispielsweise in der Zeit zwischen 13000 und 9800 v. Chr. seine größte Verbreitung. An den beiden, heute in Europa deutlich voneinander getrennten, aber in sich zusammenhängenden Verbreitungsgebieten im Norden an der Küste und im Süden in den Alpen läßt sich erkennen, daß früher eine lückenlose Verbindung zu dem zentralasiatischen Kerngebiet bestanden haben muß.

Sanddorn ist eine Pionierpflanze von außergewöhnlicher Art. Es stimmt, daß sie anspruchslos ist und dort wächst, wo dies für andere Pflanzen noch nicht oder nicht mehr möglich ist. Wenn sie diesen aber den Boden bereitet hat, weicht sie zurück; dies hat mit ihren besonders hohen Ansprüchen an die „kosmische Nahrung", an Sonne und Licht zu tun. Durch diese Besonderheit ist es zu erklären, was dem Sanddorn auf seinem Weg gen Westen widerfuhr: Mit einer Veränderung der klimatischen Bedingungen, wodurch sich Nadel- und Laubbäume auf halberschlossenen Böden flächendeckender ausbreiten konnten, wurde der außerordentlich lichtliebende und schattenempfindliche Sanddorn aus dem Binnenland in die Randzonen der Küsten und des Alpengebietes zurückgedrängt, auf Böden also, wo andere Pflanzen kaum noch Wachstumsmöglichkeiten haben. Auch die zunehmende Besiedlung und Landwirtschaft haben zu diesem zwangsweisen Rückzug beigetragen.

Dabei zeichnet sich der Sanddorn, der zwar „ein Maximum an Licht, aber ein Nichts vom Boden" verlangt, glücklicherweise durch eine unglaubliche Anpassungsfähigkeit an die unterschiedlichsten Standortverhältnisse und klimatischen Bedingungen aus, was ihm das Ausweichen in entlegene Gebiete erleichtert oder überhaupt ermöglicht. Große Höhenlagen, in Tibet bis zu 5000 Meter, machen ihm nichts, sibirische Dauerfröste fast nichts, und selbst gegen Dürrezeiten ist er lange resistent. Seine Beeren können kleiner oder größer, kugelig, oval oder walzenförmig ausfallen und sogar die Zusammensetzung ihrer Inhaltsstoffe verändern, was sich in der unterschiedlichen Färbung von Gelb oder Orange bis Tiefrot äußert. Dem Sanddorn wird „*Polyploidie*" nachgesagt, das heißt, eine Vermehrung der Erbträger durch Änderung der Chromosomensätze, wodurch sich seine Widerstandskraft und Konkurrenzfähigkeit erhöht. Ganz besonders kommt dem Pionier dabei sein Wurzelsystem und seine Symbiose mit Wurzelpilzen zugute.

Was Sanddorn zur Pionierpflanze macht

Sanddorn ist ein dornenbewehrter baumartiger Strauch mit sparrig abstehenden Ästen, der je nach Ökotyp und Standort zwischen 1 bis 6 Metern hoch wird und eine ganze Reihe von botanischen Besonderheiten aufweist.

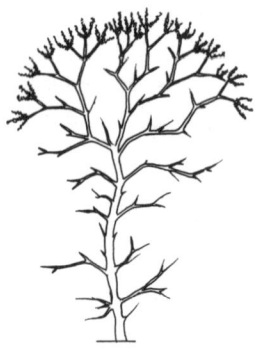

So ist er zweihäusig, das heißt, aufgrund der Anordnung unterschiedlicher Blüten hat er getrennte männliche und weibliche Sträucher; nur letztere tragen, nach klassischer Windbestäubung, Früchte – und auch dies nur im Wechsel von zwei Jahren. Als „Scheinbeeren" werden diese Früchte bezeichnet, die oft in dichten Trauben eng und fest an den Ästen sitzen. Der Sanddorn-

Natürlicher Wuchs des Sanddorns mit verholzten Triebspitzen (nach Darmer *1952)*

strauch ist leicht durch sein eigenartig bizarres Aussehen zu erkennen: Einerseits hat er in Aufbau und Blattwerk eine gewisse Ähnlichkeit mit der Weide, und andererseits wird er geprägt durch die Verholzung des Jahrestriebs zu einem spitzen Sproßdorn.

Besonders bemerkenswert ist weiterhin das Wurzelsystem: Sanddorn besitzt eine oder mehr tiefreichende Hauptwurzeln, aber auch ein dichtes und sehr flach verlaufendes Wurzelwerk, das „Wurzelbrut" bildet und sich durch diese Ausläufer bis zu 12 Meter im Umkreis erstrecken kann. Durch diese Adventivsprosse verbreiten und verdichten sich Sanddorngehölze ständig. Gleichzeitig kommt es zu einer sehr festen Verankerung im Boden. Dadurch kann der Strauch sowohl Bodenverschüttung wie Abschwemmung gut überstehen und sich dort, wo er einmal Fuß gefaßt hat, weiter behaupten. Dies erklärt auch seine besondere Bedeutung und Nutzung als Bebauungs- und Befestigungspflanze.

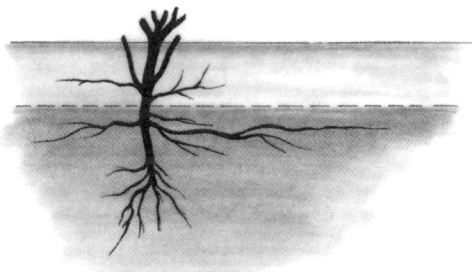

Wurzelsystem eines auf Schwemmland übersandeten Sanddornstrauchs (nach **Darmer** *1952)*

Außerdem zählt Sanddorn zu den Pflanzen, die durch Symbiose mit einem Wurzelpilz auch junge nährstoffarme Böden problemlos besiedeln können, da sie von den Mineralisierungsvorgängen im Boden relativ unabhängig sind. Im Wurzelsystem des Sanddorns finden sich braune gallenartige „Knöllchen", die durch einen Strahlenpilz, *Actinomycetes*, verursacht werden. Dieser kann freien Luftstickstoff binden und dem Sanddorn zugänglich machen, der dadurch weder stickstoffreiche Böden noch eine entsprechend nachbessernde Düngung braucht. Auch dieses fruchtbar symbiotische Zusammenleben trägt zum Pioniercharakter des Sanddorns bei, der den Boden nicht nur erschließt, sondern auch verbessert und daher als Ruderalpflanze auf Ödstellen sowie zu Rekultivierungsmaßnahmen (zum Beispiel von stillgelegten Braunkohlenhalden) angepflanzt werden kann.

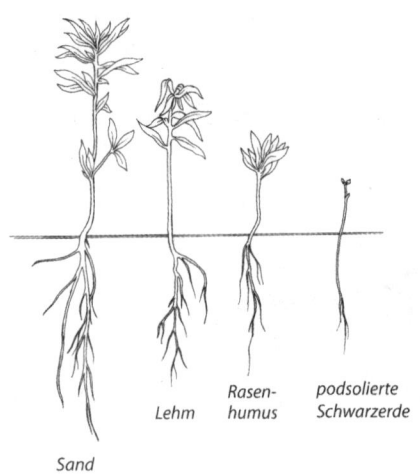

Sand

Lehm

Rasen-
humus

podsolierte
Schwarzerde

Je karger der Boden, desto besser der Wuchs von Sanddorn
(nach **Gatin** *1963)*

Eine Exkursion zu dornigen Namen und Arten

Botanisch war dieser Pionier aus fremden Landen und doch in Europa irgendwie einheimische Dornenstrauch lange gar nicht richtig einzuordnen. In den alten Kräuterbüchern, die ihn nur selten und spärlich erwähnen, heißt er meistens allgemein *Rhamnus*, „Stechdorn", gehört aber nicht zu den *Rhamnazeen* oder Kreuzdorngewächsen. Vereinzelt findet sich auch der Name *Oleaster germanicus*, wobei „Oleaster" eine strauchige Wildform des Ölbaums bezeichnet. Aufgrund des hohen Ölgehaltes seiner Beerenfrüchte gilt Sanddorn bis heute als „Ölbaum des Nordens".

Inzwischen wird der Sanddorn den Ölweidengewächsen *(Elaeagnazeen)* zugeordnet. Außer ihm mit seinen Unterarten gehört zu dieser Pflanzenfamilie noch die in Asien beheimatete Ölweide *(Elaeagnus)*, wahrscheinlich eine der Vorfahrinnen des Sanddorns, und die in Nordamerika vorkommende Büffelbeere *(Shepherdia)*.

Abgeleitet von Tourneforts zuvor geprägtem Gattungsnamen *rhamnoides* („kreuzdornähnlich"), führte der schwedische Naturforscher Linné, der Ordnung ins Pflanzenreich brachte, 1753 für Sanddorn den botanischen Namen *Hippophae rhamnoides* ein. Van Soest unterschied 1952 die beiden europäischen Hauptvorkommen in zwei Subspecies, nämlich *H. maritima* an den Meeresküsten und *H. fluviatilis* im Gebiet der Alpen bzw. Alpenflüsse. Der finnische Botaniker Rousi schuf dann 1971 die große klassische und immer noch gültige Einteilung in drei europäische Arten (zu der Meeres- und Alpensorte kommt noch *H. carpatica*) und sechs asiatische Arten, die nach ihren Standorten bezeichnet sind und deren Namen schon auf entsprechenden Karten zu einer regelrechten Morgenlandfahrt einladen: Von Westen und immer weiter nach Osten geht die Reise von *H. caucasia* und *turkestanica* zu *mongolica, sinensis, yunnanensis und gyantsensis*.

Bereits im 19. Jahrhundert wurden noch zwei weitere Sanddorn-Arten im östlichen Zentralasien ausfindig gemacht: *H. salicifolia Don.* (nach ihrem Entdecker D. Don) im südlichen Himalaya, die dornenlos ist, breitere Blätter hat und bis zu 11 Meter hoch werden kann; und *H. tibetana Schlecht.* (nach Schlechtendal) auf dem tibetischen Hochplateau bis in Höhen von 5000 Meter, ein kleinwüchsiger Strauch mit geringerer Dorn- und Fruchtgröße – Früchtchen aber, die es in sich haben und mit ihrer geballten Heilkraft eine wichtige Rolle in der tibetischen Volksmedizin spielten.

Glänzendes Pferdehaar – aber wenig Neues im Westen

Die Erklärung des Teilnamens *Hippophae* ist weniger eindeutig als die verhältnismäßig klare botanische Unterteilung der Dornen. Als Übersetzung von griech. *hippo*, „Pferd", und *phao*, „glänzen" oder „Licht", wird allgemein „glänzendes Pferdehaar" angeführt, was aus dem ganzen Strauch einen „leuchtenden Pferdedorn" macht. Dies soll sich aus dem Brauch im antiken Griechenland ableiten, den Pferden zur Gewichtszunahme Sanddornblätter und junge Triebe ins Futter zu mischen, was ihnen ein glänzendes Fell, nach anderen Quellen auch leuchtende Augen gab.

Dagegen ist es nach Expertenmeinung dem „Reich der Märchen" zuzuordnen, daß Alexander der Große den Sanddorn im 4. Jh. v. Chr. aus Asien nach Europa gebracht haben soll. Wie bereits erwähnt, war dieser ja bereits Tausende von Jahren zuvor selbst aus Zentralasien nach Europa eingewandert. Natürlich könnten Alexanders Heerscharen und ihre Pferde bei ihren weit nach Asien eindringenden Eroberungszügen durchaus auf Sanddorn gestoßen sein und ihn tatsächlich als Viehfutter verwendet

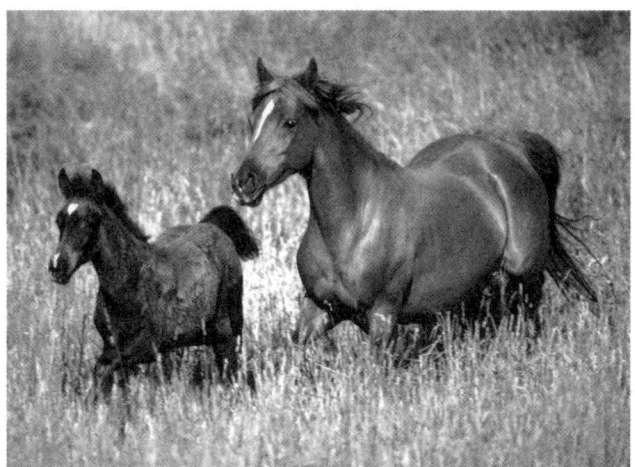

Muntere Pferde – auf der Suche nach Sanddornblättern?

haben. Wir teilen dagegen die Bedenken von Professor Karl Koch, einem großen Kenner der altgriechischen Literatur in Verbindung mit der Botanik, der Linnés Namensgebung „Hippophae" nicht begreift, da die Griechen darunter die dornige Wolfsmilch (*Euphorbia spinosa*) verstanden.

Es könnte sich bei der Namensgebung also möglicherweise um einen Irrtum handeln, doch wenn man aus der Not eine Tugend macht, sind weitere Erklärungsmodelle denkbar. Fünfzehnhundert Jahre später wird ein anderer berühmter Heerführer der Weltgeschichte, nämlich Dschingis Khan, ebenfalls mit dem Sanddorn assoziiert und die schier unversiegbare Stoßkraft seiner mongolischen Reiterheere durch die abwehrsteigernden und wundheilenden Kräfte des Sanddorn-Fruchtfleischöls erklärt.

Und wem dieser „Pegasos-Effekt" zu legendär klingen mag, der zieht vielleicht eine ebenfalls „haarige", aber sehr konkrete Erklärung vor: Schildhaare auf den Beeren hinterlassen auf Haut und Mundschleimhaut ein Gefühl von leichtem Kratzen und Brennen.

Die volkstümlichen deutschen, zum Teil landschaftsbedingten Namen des Sanddorns haben fast immer mit seinem Standort, seiner Dornigkeit oder den auffallenden Beeren zu tun, zum Beispiel:

• Seedorn, Stranddorn, Dünenstrauch, Haffdorn oder Rheindorn
• Sandweide, Weidedorn oder Audorn, Wehdorn oder Feuerdorn
• Korallenstrauch, Orangenbeerstrauch, rote Schlehe oder Fasanbeere.

Es steht allerdings nicht eindeutig fest und läßt sich auch kaum schlüssig belegen, daß mit diesen alten botanischen Namen auch tatsächlich immer die von uns heute als „Sanddorn" bezeichnete Pflanze gemeint ist.

Die Volksweisheit „Lieb Kind hat viele Namen" trifft hier also nur bedingt zu – was sicher nicht am wertvollen Innenleben des Sanddorns liegt, eher schon an seinen äußeren Tendenzen, sich zurückzuziehen und Kontakten gegenüber erst einmal zu sperren.

Auch die verhältnismäßig rare und nur kurze Erwähnung des Sanddorns in den alten Kräuterbüchern könnte sich hieraus erklären. Als Standorte von Sanddorn werden in einem solchen Werk aus der Hochzeit der Pflanzenenzyklopädien (Tabernaemontanus von 1731) nur Basel am Rhein, Chur, der Lech bei Augsburg sowie die holländische Küste genannt – die typischen Verbreitungszonen an den Alpenflüssen und am Meer also. Der englische Botaniker William Turner erwähnt bereits um die Mitte des 16. Jahrhunderts eine Pflanze namens „Halimus", bei der es sich um Sanddorn handeln könnte, und ihre reichen Vorkommen auf den Ostfriesischen Inseln und an der Meeresküste in Flandern. Zur Verwendung wird nur erwähnt, daß die einfachen Leute aus den roten Beeren eine Sauce zubereiten, was später auch aus Schweden und Südfrankreich belegt ist.

Die selten einmal, und nicht vor dem 16. Jahrhundert, erwähnten Heilwirkungen werden eher lakonisch dargestellt: Sanddornblätter und der Saft aus den Beeren sollen „das wilde Fieber löschen und die zerfressenden Geschwüre heilen". Ferner wird berichtet, daß aus den Früchten eine Latwerge gegen die rote Ruhr und aus den Samen ein mildes Abführmittel hergestellt wurde. (Weil der saure Saft aus den Beeren zum Stuhlgang bewegt, wurden sie von den Holländern recht drastisch „Scheißbeeren" genannt.)

Vermutlich galten die signalroten und äußerst sauren Beeren früher oft auch als giftig, wie eine von dem französischen Philosophen Jean-Jacques Rousseau überlieferte Anekdote selbst noch für das 18. Jh. belegt. Obwohl er wegen ihrer vermeintlichen Giftigkeit gewarnt worden war und nach dem Verzehr von einer Handvoll Beeren für den Rest des Tages etwas besorgt in sich hineingehorcht hatte, stand er nach gutem Essen und noch besserem Schlaf am nächsten Morgen in der besten Verfassung wieder auf.

Als Quelle für ihr Wissen über Sanddorn nennen die meisten Autoren das Werk „Observationibus hispanicis" des flandrischen Arztes und Botanikers Charles de Lécluse (Carolus Clusius), der im 16. Jahrhundert unter anderem Gartendirektor in Wien war, viele Reisen durch Europa unternahm und vor allem die Flora Südfrankreichs erforschte. Keiner seiner Vorgänger und Zeitgenossen hat die Botanik mit mehr Entdeckungen als er bereichert, da er durch seine ausgedehnten Reisen auch viele Pflanzen zu Gesicht bekam, die bis dahin unbekannt waren. Außerdem hat er die Kartoffel und andere Nutzpflanzen in Europa eingeführt.

Er gehörte zu den ersten Botanikern, welche die Wissenschaft aus den Händen von Schreibstuben-Gelehrten befreiten und sie auf die Beobachtung der Natur selbst zurückführten. Somit gilt Clusius, der überall, wo er hinkam, die Pflanzen selbst sammelte, bestimmte, zu ordnen versuchte und zum Teil abbildete, als einer der Begründer der beschreibenden Pflanzenkunde.

Die erste ausführlichere Erwähnung des Sanddorns als Heilmittel findet sich bei dem Schweizer Botaniker Johannes Bauhin (1541-1613):

> *Die Sanddornbeeren tuen durch ihren sauren Geschmack dem seekranken Magen und ekelerfüllten Gaumen wohl. Den Speichel locken sie hinreichend hervor und Fiebernden vertreiben sie den Durst. Sie haben purgierende Wirkung. Der eingedickte Saft, äußerst sauer und zusammenziehend, ungefähr wie bei Berberitze, wird bei Durchfall empfohlen.*

Interessanterweise gibt Bauhin auch eine sehr kenntnisreiche Beschreibung des Sanddornsaftes, die von genauer Beobachtung des Phänomens zeugt, das wir modern als „Phasentrennung" bezeichnen:

> *Die Beeren geben, wenn sie zerrieben werden, einen Saft von sich ... der eine Mischung aus drei Stoffen ist, nämlich Öl, Wasser und wenig Fruchtfleisch. Nach dem Ausquetschen tritt eine Scheidung in drei „Medikamente" ein. Das Fleisch sammelt sich unten im Gefäß als Brei von zusammenziehendem Geschmack, das Wasser schichtet in der Mitte und über dem Brei, unter dem Öl und geht über in einen Ölschaum, hat sehr sauren Geschmack, der sogar mit dem Essig wetteifert. Was aber an dem Saft fett ist, schwimmt auf dem Ölschaum und unterscheidet sich in seiner Fettigkeit nicht vom richtigen Öl.*

Doch nicht nur die Beeren des Sanddorns fanden Verwendung. In Oberitalien wurden die Blätter und das Holz von den Badern medizinisch als blutstillendes Mittel gebraucht. Außerdem läßt sich die Verwendung des Holzes zum Drechseln und der Beeren zum Färben lange zurückverfolgen. Bereits vor Jahrhunderten wurde die Anpflanzung von Sanddorn zur Befestigung loser Böden – ob an Berghängen oder zur Sicherung von Sanddünen – empfohlen und praktiziert. In vielen Alpentälern wurden die Sträucher als natürlicher Schutz zum Einzäunen von Gärten und Weinbergen genutzt, und seit mindestens 300 Jahren überliefert ist die Verwendung von fruchtenden Sanddornzweigen als Zimmerschmuck. Wegen ihrer dekorativen Beeren, die mit ihrer orangeroten Farbe stimmungshebend sind, galten sie beispielsweise in holländischen Wohnstuben „als eine Zier und Lust durch den Winter".

Auch in Skandinavien, wo es natürliche Vorkommen an den Küsten gibt, wurde Sanddorn vor allem auf den großen Wochenmärkten als Zierpflanze verkauft, war jedoch sonst weitgehend unbekannt. Das wird sich jetzt ändern, denn in Schweden wurden beispielsweise zwei neue Sanddornsorten für private Gärten gezüchtet, denen man die klangvollen Namen „Romeo" und „Julia" gab. Im hohen Norden, vor allem bei den Finnen und Lappen, ist die Sanddornbeere dagegen seit altersher als seltene Frischfrucht und natürliche Vitaminquelle sehr geschätzt. Sie wird unter anderem zu Getränken und Marmelade verarbeitet und dient auch als saures Gewürz und in Form von Mus als Zugabe zu Fischgerichten. In der ehemaligen DDR wurde diese Anregung aufgegriffen und versucht, zur Dämpfung des Importes von Zitrusfrüchten Sanddorn zu Karpfen und Forelle zu servieren.

Über die UdSSR/Rußland drangen auch medizinische Verwendungen des Sanddorns nach Skandinavien und weiter westlich, aber um hier wirklich zu den Quellen zu gelangen, müssen wir viel weiter östlich reisen: zu den Höhen Tibets und den Steppen der Mongolei und Sibiriens.

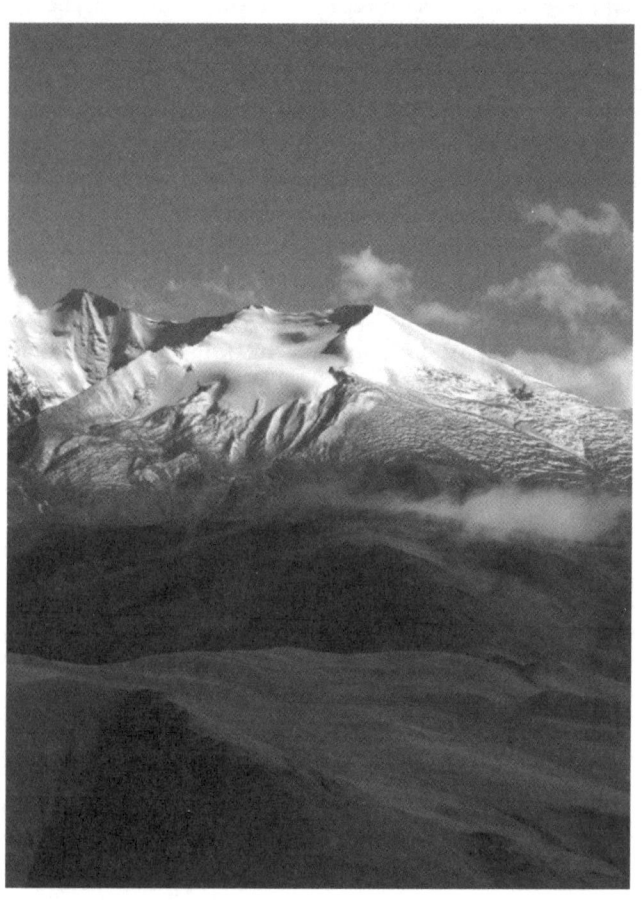

Kapitel 3

SANDDORN IN DER TIBETISCHEN MEDIZIN

Schon die alten Lamas und Nomaden kauten Sanddornbeeren

Das Altai-Gebirge, die mongolische Steppe und das tibetische Hochplateau gelten als die Urheimat des Sanddorns. Als ich einem tibetischen Arzt, der seit langem im Westen lebt, eine Sanddornabbildung zeigte, leuchteten seine Augen, und er erzählte begeistert von seinen persönlichen Erfahrungen damit. In eindrücklicher Erinnerung ist mir ein authentischer Bericht aus seiner Jugend geblieben: Wenn sich die Kinder beim Versuch, die Beeren mit der bloßen Hand zu pflücken, an den Dornen ritzten, brauchten sie nur etwas von dem Saft auf die verletzte Stelle zu streichen – und schon war der Schmerz verschwunden, die Wunde entzündete sich nicht, sondern schloß sich und war rasch verheilt. Diese Wirkung ist auf den Ölgehalt in der Sanddornbeere zurückzuführen, der in großen Höhen und unter extremen klimatischen Bedingungen besonders konzentriert ist.

Die Verwendung von Sanddorn, tibetisch *darbu (star-bu)*, der aber insgesamt vierzehn verschiedene Bezeichnungen hat, ist bereits in den ältesten tibetischen Medizinwerken überliefert, so dem Klassiker der tibetischen Medizin aus dem 8. Jahrhundert: dem *„Gyü-Shi" (rGyud bzi)*, den „Vier Büchern der Pharmakopoe" des berühmten Arztes Yuthog Yonten Gonpo. In dieser und späteren tibetischen Quellen, wie dem *Sheltreng* und *Vaidurya-oubo*, sind mehr als 300 Arzneizubereitungen des Sanddorns genannt: allein oder in Kombination mit anderen Pflanzen, Mineralien oder auch Nahrungsmitteln; verarbeitet als Saft oder medizinische Brühe, in Pulver- oder Pillenform, als Butter oder Likör, in Form von Pflastern und Umschlägen, Salben und Pasten. Diese hervorragende Stellung des Sanddorns läßt sich sicher auch mit der einfachen Tatsache erklären, daß seine Beeren in weiten Teilen des Himalaya bis in außerordentlich große Höhen sowie auf trockenen anspruchslosen Sandböden der Steppenlandschaft eine der seltenen, wenn nicht die einzige Wildobstart waren – und zudem noch eine Ölfrucht!

Natürlicher Hautschutz im Land des Schnees

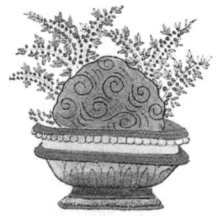

Der tibetische Arzt Dr. Yeshe Donden, der über zwei Jahrzehnte Leibarzt des Dalai Lama in Dharamsala war, berichtet uns über die große Bedeutung von Ölen und Fetten im tibetischen Alltagsleben.

Durch ihre vielen heilsamen Eigenschaften sind sie gerade unter den dortigen exponierten Bedingungen hochgeschätzt als Naturmedizin gegen Kälte und Auszehrung, bei Schwäche, mangelnder körperlicher und geistiger Leistungskraft sowie gegen den Alterungsprozeß.

Eine besondere Wirkung wird Ölen und Fetten auch als Vorbeugung gegen eine blasse, rauhe und stumpfe Haut zugeschrieben. Die Tibeter trinken vor allem sehr viel **Ghee,** gereinigte Butter, und ihre zumeist leicht ölig schimmernde Gesichtshaut erklärt sich aus dem folgenden Brauch:

Direkt nach der Geburt eines Kindes wird ein Stab geholt, in den der Buchstabe **Dhih** geschnitzt ist; dies ist die Keimsilbe von Manjushri, dem Bodhisattva der Weisheit. Der Stab wird in ein gelbes moschusähnliches Pulver getaucht und dann so auf die Zunge des Kindes gedrückt, daß dort der Buchstabe **Dhih** zurückbleibt – und dem Kind einen hellen Geist und eine kluge

Zunge geben soll. Außerdem bekommt das Kind, noch vor der Muttermilch, einen Teelöffel voll zerlassener Butter mit etwas Melasse oder Honig, wodurch die Bildung von Knochen- und Fettmark gestärkt wird.

Daher ist die Gesichtshaut der meisten Tibeter auffallend glatt und hat einen gesunden, natürlich schimmernden Glanz. In Tibet wurde ein Kind bedauert, dessen Gesichtshaut sehr blaß und wenig glänzend war, denn es mußte so arme Eltern haben, daß sie ihm keine Butter-Behandlung nach der Geburt hatten geben können ...

Die verschiedenen Sanddorn-Arten (von der Verbreitung her gibt es in Tibet Vorkommen von *Hippophae rham. gyantsensis, H. salicifolia* und natürlich *H. tibetana)* werden in weiße und schwarze Sorten unterteilt. Die weiße Art wird als sehr starkwüchsig und dornig beschrieben; wie es heißt, soll sie auch in warmen Ländern und in Indien wachsen. Ihre außerordentlich sauren gelben Früchte werden mit einem „Vogelküken" verglichen; an anderer Stelle werden sie auch als „samtig und weich wie eine Fontanelle" beschrieben. Die schwarze Art, wahrscheinlich der Hochlandstrauch der Gattung *H. tibetana*, ist schwachwüchsig und hat kleine rötliche Früchte, die auch bei den Yaks sehr beliebt sind.

In Tibet und im gesamten Himalaya-Raum gibt es, je nach Standort, sehr große Unterschiede im äußeren Erscheinungsbild des Sanddorns. Nach neueren chinesischen Veröffentlichungen wächst in der tibetischen Provinz Dulongdesching ein Sanddorn-„Baumkönig", der 17 m hoch ist und in der Mitte einen Durchmesser von 1.80, am Fuß von 2 m hat. Dagegen ist manch ein Vertreter von *Hippophae tibetana*, der sich am Nordhang des Tschomolungma (Mt. Everest) noch auf einer Höhe von 5000 Metern über dem Meeresspiegel behaupten muß, manchmal nur knapp 10 cm hoch mit einem Durchmesser von 1 cm – enthält aber bis zu 19,5% Kernöl in den Samen!

Seit uralten Zeiten wurde Sanddorn in der tibetischen und später auch mongolischen Volksmedizin durch seinen hohen Vitamingehalt gegen Mangelkrankheiten, vor allem Skorbut, bei Erkältungen und fiebrigen Erkrankungen sowie zur Leistungssteigerung und generellen Kräftigung des Organismus besonders im Winter und Frühjahr eingesetzt. Eine ähnliche unspezifische Stärkung der menschlichen Konstitution wird beispielsweise auch der Taiga-Wurzel (*Eleutherococcus*) zugeschrieben. Der Saft stärkt zudem den Kreislauf und löst Blutstockungen auf. Auch die schmerzstillende, entzündungshemmende und heilungsfördernde Wirkung bei Wunden ist bereits bekannt – unter anderem sowohl bei Verbrennungen als auch bei Erfrierungen. Mit besonderen Zubereitungen in Salben und Pasten werden verschiedene Erkrankungen der Haut, der Schleimhäute und der Augen behandelt.

Darüber hinaus wird auch die spezifische Behandlung von Magenbeschwerden, von Erkrankungen der Atemwege, von Frauenleiden und sogar von Tumoren erwähnt. Viele dieser Symptome und ihre Behandlung stehen im Zusammenhang mit einer Regulierung der Stoffwechselstörung, die durch ein Ungleichgewicht der körperlichen Energie *badkan* oder „Schleim" hervorgerufen wird.

Die drei körperlichen Energien

Mit diesem Begriff sind wir ins Herzstück der tibetischen Medizin vorgedrungen, als deren Mutterland Indien anzusehen ist. Sie hat damit eine fast 4000jährige Geschichte: Nach der ersten Phase der aus den Legenden bekannten „Himmlischen Geister", der Zeit der acht Rishis und der Zeit der Brahmanen gelangte die indische Heilkunde schließlich im 8. Jahrhundert mit den buddhistischen Pandits nach Tibet, wo sie eine ausgesprochene Blütezeit erlebte. Die wichtigsten Werke der tibetischen Heilkunde gehen auf altindische Quellen zurück.

Die tibetische Medizin beruht, wie die ayurvedische, auf den drei körperlichen Energien (Sanskrit *doshas*, tibet. *nyes pa*), nämlich: „Wind" oder „Luft" *(vata*, tibet. *lung)*, „Galle" *(pitta*, tibet. *dripa)* und „Schleim" *(kapha*, tibet. *badkan)*. Diese biodynamischen Energien können als subtile Prinzipien der jeweiligen Substanzen verstanden werden und entsprechen dem Dreiklang von Geistigkeit, energiebetonter Kraft und „träger" Körperlichkeit des Menschen. Auch zu den *Humores,* den Körpersäften der antiken Humoralpathologie nach Hippokrates und Galenus, also Blut, gelber und schwarzer Galle sowie Lymphe und der daraus abgeleiteten Temperamentenlehre, gibt es deutliche Parallelen.

Die drei körperlichen Energien *(tridosha)* sollen sich möglichst in Harmonie miteinander befinden. Eine Störung ihres Gleichgewichts gilt in der östlichen Medizin als wichtigste Ursache und Auslösung für den Ausbruch einer Krankheit. Zu einer solchen Störung kann es kommen, wenn eine der Energien „aufwallt" und überquillt, das heißt, in den Bereich der anderen Energien hinüberwandert. Die fernöstliche Heilkunde zielt immer darauf ab, nicht nur an äußeren Symptomen herumzukurieren, sondern auch den „Doppelkörper" – das feinstoffliche Energiefeld, das den physischen Körper durchdringt – in die Heilung einzubeziehen und dort auf die Ursache der Störung einzuwirken.

Für die buddhistisch-tibetischen Ärzte ist ein Ungleichgewicht in den körperlichen Energien ursächlich mit einer Störung im Geist verbunden. Das geistige Gift der Gier ist dem Element „Wind" zugeordnet, durch Abneigung wird „Galle" verstärkt, und Unwissenheit ruft eine Störung von „Schleim" hervor.

Während „Wind" den Körperzellen die aus der Luft geschöpfte Energie liefert und die Funktion von „Galle" in der Erwärmung des Organismus besteht, ist die Hauptaufgabe von „Schleim" die Ernährungsphysiologie und die Regulierung aller Stoffwechselprozesse. Die fünf verschiedenen Arten von „Schleim" sind im Brust-

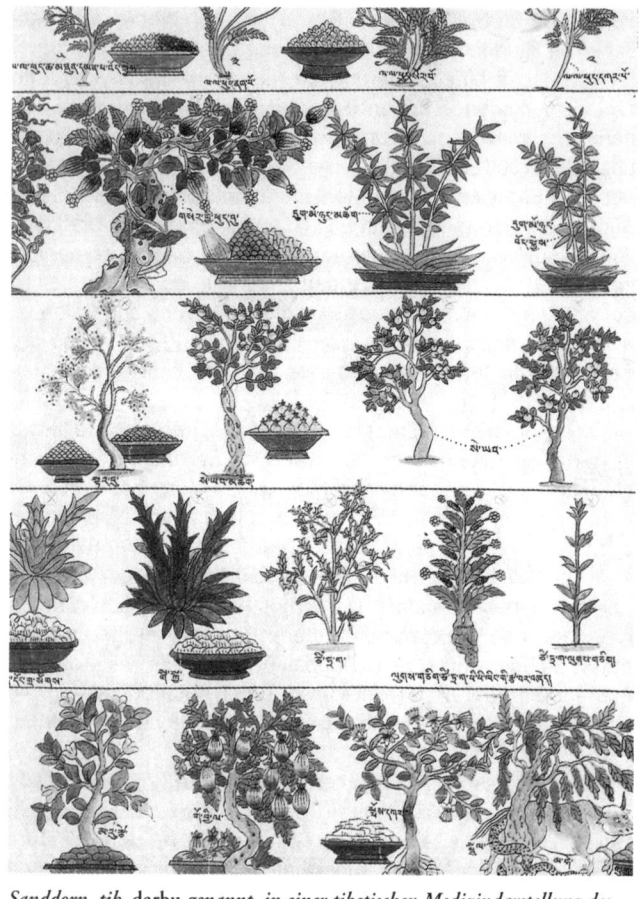

Sanddorn, tib. darbu *genannt, in einer tibetischen Medizindarstellung des 17. Jhs. (3. Reihe ganz links)*

bein, im oberen Teil des Magens, in der Zunge, in den Sinneszentren des Gehirns und in den Gelenken lokalisiert. Zu einer „Schleimwallung" kommt es am häufigsten im Winter und in der ersten Hälfte des Frühjahrs. Ein Übermaß von „Schleim" hat –

über die Schleimhäute des Verdauungssystems – vor allem Einfluß auf die Stoffwechselprozesse im Magen und äußert sich auch in Symptomen wie Appetitlosigkeit, großer Schläfrigkeit am Tage und einer blassen Gesichtsfarbe.

Sanddorn als Mittel gegen ein Ungleichgewicht von „Schleim" ist in vielen medizinischen Quellen Tibets erwähnt. Verwendung finden alle oberirdischen Teile, vor allem aber die Beeren. Da sie sauer, fast scharf schmecken und auf der Zunge leicht brennen, wird ihnen eine adstringierende (zusammenziehende) und verdauungsfördernde Wirkung zugeschrieben: Sie helfen bei Verstopfung, ebenso aber auch gegen Durchfälle.

Sanddorn gilt als mildes Arzneimittel, das eine gleichzeitig neutralisierende und mäßigende Wirkung hat, die sowohl bei „kalten" als auch bei „warmen" Krankheiten ansetzt:

• Bei einer Kaltkrankheit schafft es Wärme, reduziert den Schleim, reinigt die Lungen und wirkt allgemein entgiftend, hilft gegen Auswurf und Husten, verbessert den Appetit und stärkt die Lebenskräfte, besonders von Magen, Milz und Lunge.

• Bei einer Warmkrankheit wirkt es zusätzlich noch fiebersenkend, durstlöschend und entzündungsmindernd.

Der Träger, in welchen man die heilende Substanz hineingibt, heißt im Tibetischen menta oder „Medizinpferd". Dazu gehören Wasser, Alkohol (tsang), Zucker und Honig. Honig, der sich auch geschmacklich besonders gut mit Sanddorn verbindet, gilt als das geeignete „Medizinpferd" zur Beseitigung von Schleim und Lymphe.

Im *„Dsejchar Migczan"*, einem alttibetischen Bestimmungsbuch der Heilpflanzen, das im 19. Jahrhundert auch Eingang in eine mongolische Medizingeschichte gefunden hat, wird die Wirkung von Sanddorn zusammengefaßt wie folgt beschrieben:

Sanddorn hat einen kräftigen und samtigen Geschmack. Beim Badkan von Lunge und Hals wirkt er heilend. Daher wird das Konzentrat als sogenanntes „Kaisers Herzblut" verwendet. Man kann auch die Kerne verwenden, die den Auswurf zersetzen, das Blut verdünnen und das Badkan heilen.

Die letzte Aussage ist besonders spannend, denn offenbar wurden die Sanddornbeeren in Tibet nicht nur einfach gekaut oder gekocht und der daraus gewonnene Saft konzentriert, sondern man hatte auch die geballte Heilkraft des Öls in den Früchtchen und ihren Kernen bereits erkannt.

Khanda, der dicke ölige Extrakt, wurde nicht nur zur Regulierung von „Schleim", sondern auch gegen sogenannte Blutschwellungen, wie Hämatome (Blutergüsse und -beulen), und Hämorrhagie eingesetzt, außerdem in der Frauenheilkunde gegen Blutansammlungen und Menstruationsstörungen. Es unterstützt ferner die Behandlung entzündlicher und eitriger, auch geschwüriger Prozesse; besonders zu erwähnen, auch als Hinweis auf die Schleimhautaktivität von Sanddornöl, sind hier die Wirkungen auf Tumoren in der Speiseröhre, Magengeschwulste und blutige Blinddarmentzündungen.

Ausgewählte tibetische Sanddorn-Rezepturen

Der stark ölhaltige Saft aus den Sanddornbeeren ist traditioneller Bestandteil vieler tibetischer Rezeptmischungen, die in ihrer oft ungewöhnlichen Zusammenstellung wegen ihrer synergetischen Wirkung gerühmt werden. Diese Rezepturen kommen vor allem zum Einsatz bei Lungenleiden und eiternden Erkrankungen der Atemwege, bei Magen-Darm-Erkrankungen durch ein Übergewicht an „Schleim"/*badkan*, neuropathologischen Geschwürsbildungen und Tumoren, Blutkrankheiten und Frauenleiden.

- **LUNGENKRANKHEITEN** (Ödem, Furunkel oder Abszeß in der Lunge, Lungenerweiterung u.a.; auch Bronchialasthma)
  Rezeptbeispiel: Sanddornbeeren, Muskatnuß, Kardamom, Ingwer, Myrobalanfrucht, Eisenspäne und Honig

- **ERKÄLTUNGEN** mit Fieber und Schüttelfrost
  Rezeptbeispiel: Sanddornbeeren, Granatapfel und Langpfeffer
– **Bei verstopfter Nase, Eiterung und Atemschwierigkeiten**
  Rezeptbeispiel: Sanddorn, Süßholz und Honig

- **MAGENKRANKHEITEN** vom kalten oder fiebrigen Typus
– **Bei Verdauungsstörung mit geschwächter Leberfunktion**
  Rezeptbeispiel: Sanddorn, Granatapfel, Asafoetida (Stinkasant), Ingwer und Salmiak
– **Durch Badkan-Störung verursachter Magentumor**
  Rezeptbeispiel: Sanddorn, Zierquitte, Färberdistel und Bezoarstein

- **FRAUENLEIDEN** vom Blut-, Wind- und Schleim-Typus
  Grundrezept: Sanddorn, Rhabarber und andere Heilpflanzen, außerdem Salpeter und weitere Bestandteile, pulverisiert und mit Zucker ergänzt beim Wind-Typus, mit rotem Zucker beim Blut-Typus und mit Honig beim Schleim-Typus.

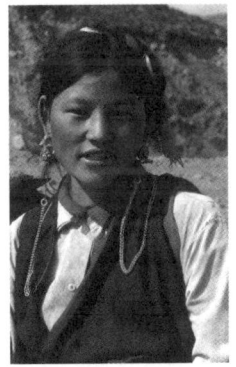

– **Bei klumpiger Regelblutung und Krämpfen durch zu starke Menstruation**
  Rezeptbeispiel: Sanddorn, Inula racemosa (Traubenalant), Aragonit und (falls zufällig vorhanden) Schlangenfleisch.

Tibet ist bekannt für seine starken Frauen

Amlavetas und Tsermang

Die natürlichen Sanddorn-Vorkommen erstrecken sich auch über die Südhänge des Himalaya nach Indien und wachsen vor allem in den Provinzen Ladakh, Sikkim, Himachal Pradesh und Arunachal Pradesh. Verbreitet sind hier in erster Linie die Spezies *Hippophae salicifolia D. Don* und *H. rham. turkestanica.*

Wie in der tibetischen Medizin, so war Sanddorn unter dem Namen *Amlavetas* (oder *Amlavats*) auch im Ayurveda bekannt und wird bereits in den alten Schriften, wie beispielsweise der *Charaka Samhita,* erwähnt. Die medizinische Verwendung richtet sich nach der *Tridosha*-Lehre, wie sie weiter oben beschrieben wurde. Außer der ökologischen Bedeutung, die Sanddorn in diesen wüstenähnlichen kalten Himalaya-Regionen hat, erinnert man sich heute auch zunehmend wieder der traditionellen heilkundlichen Nutzung. In Ladakh, wo Sanddorn den lokalen Namen *Tsermang* trägt, wird der Saft aus den Sanddornbeeren gerne frisch von Frauen und Kindern getrunken; in getrocknetem Zustand werden sie für Chutneys verwendet. Prophylaktisch schützen sie vor Erkältungen und verhindern das Aufspringen der Lippen im extrem trockenen Klima. Der Rinde wird eine blutreinigende Wirkung zugeschrieben. Neuere Studien am *Ayurveda Institute of Medical Sciences* an der Hindu University in Benares konnten die Anti-Aging-Wirkung von organischem Sanddorn-Extrakt nicht nur im Hinblick auf ein verbessertes Allgemeinbefinden und höhere Anpassungsfähigkeit, sondern auch auf altersbedingte psychosomatische Defizite, Angstgefühle und Depressionen, Gedächtnisverlust und Demenz nachweisen.

Kapitel 4

WIE EINE PIONIERPFLANZE SICH DURCHSETZT

Von den Höhen Tibets und den Steppen Zentralasiens über Rußland in die neuen und alten Bundesländer

Sanddorn bei den Mongolen und Buryaten

Während China, das riesige natürliche Sanddorn-Vorkommen hat, die Pionierpflanze früher offenbar nur zum Boden- und Wasserschutz sowie als Brennholz benutzte, gelangten etwa im 13. Jahrhundert mit dem Buddhismus auch das Grundlagenwerk der tibetischen Medizin *(rGyud bzi)* und in seinem Gefolge das Wissen um die Heilkräfte des Sanddorns in die Mongolei. Seitdem wird er in der dortigen Volksmedizin, die in ihren Grundzügen weitgehend mit der tibetischen Heilkunde übereinstimmt, verwendet für die Behandlung von „Lungen- und Hals-*Badkan*", und Wirkungen wie „das Zersetzen des Auswurfs, das Einstellen von Husten, die Verdünnung des Blutes" werden ihm zugesprochen. Gegen Dünn- oder Dickdarmkatarrh (*Kolitis* bzw. *Enterokolitis*) wird eine Abkochung aus Zweigen und Blättern empfohlen, gegen Magen- und Zwölffingerdarmgeschwüre Sanddornöl.

Sanddornöl, auch als „Herzblut des Kaisers" bezeichnet, war vermutlich fester Bestandteil in jeder Palast-Jurte des Großkhans und bei den Reiterheeren in jeder Satteltasche. Eine Nomaden-

Apotheke auf kleinstem Raum: zur Stärkung der körpereigenen Abwehr, zur Erste-Hilfe-Behandlung und Ausheilung von Verwundungen, zur Dämpfung von Entzündungen und als konzentrierte Vitaminquelle.

Im 19. Jahrhundert stellte der mongolische Pharmakologe Losang Que-Pei ein 120 Kapitel starkes Auswahlwerk aus der tibetischen Medizin-Überlieferung zusammen, das auch viele Sanddorn-Rezepturen enthält, vor allem für die Behandlung von:

• Lungenkrankheiten
• Magen, Darm, Leber und Milz
• Frauenleiden
• rheumatischen Beschwerden und Ödemen an den Gelenken.

Das kleine Werk „*Ontsar godon derdzod*", ein typisches *Zhory* aus dem Wissens- und Erfahrungsschatz des mongolischen Arztes Lama Chögyamtso, ist auch im *Buryat* sehr populär geworden. Es enthält mehr als 500 überlieferte und erprobte Rezepturen, und Sanddorn, der hier *Shasarghana* heißt, nimmt eine wichtige Stellung darin ein, denn:

> … er entfernt Schleim und Eiter aus der Lunge, trocknet (bei übermäßiger Schleimbildung, Anm. d. Verf.) und stärkt die Schleimhäute und hat eine regulierende Wirkung auf den gesamten Stoffwechsel.

Gebräuchlich in der sibirisch-buryatischen Volksmedizin ist auch die Verwendung als Antirheumatikum, die innere und äußere Anwendung des Saftes sowie einer Abkochung aus Beeren, Blättern und Zweigen bei Hautleiden, Verbrennungen und sogar gegen Haarausfall und drohende Kahlköpfigkeit. In Sibirien wurden die Sanddornbeeren auch als wichtiger Rohstoff für die Zubereitung eines Weines von güldener Farbe, mit einem besonders feinen Aroma und einem Alkoholgehalt von nahezu 17% verwendet.

Von Buryat-Mongolien und Südost-Sibirien aus verbreitete sich die Kunde von den Heilkräften des Sanddorns auch in andere russische Gebiete und fand Eingang in die Volksmedizin. Gleichzeitig gelangte die Kenntnis der tibetischen Medizin von den Höhen des Himalaya und aus den zentralasiatischen Steppen in den Westen – über Rußland nach Schweden, Deutschland, England, Frankreich und Italien. Die klassischen Medizinwerke wurden übersetzt und kommentiert, und vor allem von diesen Quellen ist die moderne russische Sanddornöl-Forschung sehr stark beeinflußt worden.

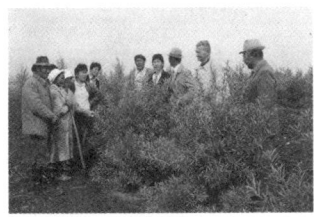

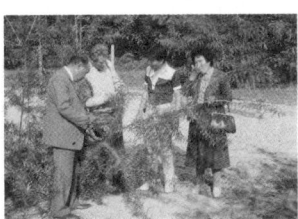

Deutsche Sanddorn-Experten zu Besuch bei Sanddornanbauern in der Mongolei (1983)

Der deutsche Sanddornzüchter Hans-Joachim Albrecht im Gespräch mit seinem mongolischen Kollegen Dr. Laagan

Oblepicha erobert Rußland

Von den verschiedenen Völkern Rußlands (auch zur Zeit der Sowjetrepubliken), die – nach China – in den größten natürlichen Verbreitungsgebieten des Sanddorns leben, wurden die Beeren schon früher gesammelt und traditionell nicht nur als Nahrungs-, sondern auch als Heilmittel genutzt. Große Vorkommen finden sich einerseits in den Küstengebieten von Litauen, Lettland und Estland, im früher deutschen Ostpreußen um die Stadt Königsberg/Kaliningrad, und andererseits in den Gebirgszügen zwischen Kaukasus, Ural und Altai, zum Beispiel allein in der Volksrepublik Kasachstan 50 000 ha.

Die besten Vorkommen wurden in die Nähe menschlicher Ansiedlungen geholt. 23 verschiedene Namen kennt die russische Sprache mit ihren Dialekten für Sanddorn. Der Name der usbekischen Stadt *Dzhidda* bedeutet „Sanddorn". Andere Bezeichnungen, wie Stachelstrauch oder Bruchweidengebüsch, beziehen sich auf seine botanischen Eigenschaften; der russische Name *Oblepicha* weist auf das enge Anhaften der Früchte an den Zweigen hin. Wer selbst den Versuch macht, Sanddornbeeren per Hand zu ernten, kennt die sich daraus ergebenden Probleme nur allzugut.

Speziell aus Sibirien sind alte volksmedizinische Anwendungen überliefert. So wurden Aufgüsse der Sanddornrinde gegen Durchfall und Ruhr eingesetzt, Abkochungen der Samen als mildes Abführmittel, und Abkochungen der Beeren fanden Verwendung bei Hauterkrankungen und zur Wundbehandlung, bei Verbrennungen, Erfrierungen und gegen Rheuma. Auch als Mittel bei Augenleiden und gegen Haarausfall wurde Sanddorn eingesetzt.

Schon im 19. Jahrhundert wurden die Inhaltsstoffe des Sanddorns erforscht; so hatte der russische Wissenschaftler Shukin bereits 1850 die wertvollen heilkräftigen Eigenschaften von Sanddornöl untersucht. Es wurde auch über die gezielte Kultivierung nachgedacht. Sowohl die große Verbreitung als auch die morphologisch besonders vielgestaltigen Erscheinungsformen des Sanddorns sorgten dafür, daß von hier die frühesten und stärksten Impulse für Zuchtversuche ausgingen. Das Gebiet um Nowosibirsk ist bis heute das Zentrum der russischen Sanddornforschung geblieben.

Etwa um die Jahrhundertwende begannen sibirische Liebhaber mit diesen Züchtungen, später wurden sie von staatlichen Stellen unterstützt. 1920 wurde durch ein Dekret von Lenin die Sanddorn-Züchtung zum Plansoll erhoben. Ab 1934 wurde in Sibirien (Barnaul und Nowosibirsk) mit der zielgerichteten Auslese von Sanddornpflanzen begonnen, wozu wertvolle Wildwuchsarten aus dem Altai und Kaukasus, aus Ostsibirien und der Mongolei herangezogen wurden. Es gab erste Klonselektionen, darunter dornenlose Zuchtformen mit großen Früchten und guten Erträgen. Etwa seit 1960 läßt sich in Rußland von Sanddorn als Kulturpflanze sprechen. 1965 entstand schließlich die erste Plantage, auf der biologisch wertvolle und wirtschaftlich interessante Formen angebaut wurden. Bereits 1969 fand der erste allrussische Sanddornkongreß im Altai statt.

Der hohe Stellenwert, den die „Zitrone des Nordens" auch im modernen Rußland genießt, wird medienwirksam dadurch illustriert, daß Sanddornprodukte für Kosmonautennahrung und als Schutzcreme gegen Strahlung eingesetzt werden.

Generell hat asiatischer Sanddorn einen höheren Ölgehalt und einen geringeren Vitamin C-Gehalt als europäischer – nicht nur als Zuchtergebnis, sondern auch bereits als natürliche Entwicklungsrichtung.

Durch seine große Verbreitung, die Geschichte und Volksmedizin ist Sanddorn überall in Rußland sehr populär und praktisch Bestandteil jeder Hausapotheke. Wenn sich ein Besucher aus dem Westen nach Sanddornöl erkundigt, kommt gleich die Gegenfrage: „Sollen wir es Ihnen holen? Was fehlt Ihnen denn?" Umgekehrt wird von wissenschaftlichen Fachtagungen aus dem Westen berichtet, daß die russischen Forscher stets ein Fläschchen Sanddornöl in der Tasche mit sich führen und als Erste-Hilfe-Mittel gegen kleine Wunden, Verbrühungen und Quetschungen verwenden.

Da durch unsachgemäßes Sammeln, nämlich das Abschneiden ganzer Äste, wildwachsende Bestände oft zerstört worden sind, ist die Kultivierung einiger Sanddornsträucher im eigenen Garten der Datscha bei der Bevölkerung sehr beliebt. Auch das Wissen um die sanddornigen Spezialitäten gehört hier zum Allgemeingut: So weiß man,

- daß die Pflanze nicht beschattet werden darf,
- daß die Weibchen für die Befruchtung auch ein paar Männchen brauchen,
- daß der genaue Erntezeitpunkt sehr wichtig ist und man die Beeren später sammelt, wenn es vor allem um das Öl geht und
- daß man die Früchte wegen ihrer leichten Verderblichkeit stets frisch verarbeiten bzw. einfrieren muß.

Nach der Ernte wird aus den Beeren der Saft abgepreßt; durch Extraktion mit Sonnenblumenöl werden aus dem Rückstand (Trester) die Lipide des Sanddorns gewonnen. Die Mischung aus Sonnenblumen- und Sanddornöl wird als Hausmittel zur äußerlichen und innerlichen Anwendung benutzt. Daraus abzuleiten, das Gemisch aus dieser traditionellen, vergleichsweise einfachen und kostengünstigen Herstellungsmethode sei wirksamer als das schwierig zu gewinnende und kostbare pure Sanddorn-Fruchtfleischöl, mutet jedoch als „Werbegag" an.

Natürlich kursieren in Rußland viele kulinarische und medizinische Sanddorn-Rezepte. Rußland besitzt einen besonders großen medizinischen Markt für Sanddorn, der hier offizielles Arzneimittel ist und von dem außer den Früchten auch Blätter und Zweige verwendet werden. Im Mittelpunkt steht das *Öl* aus Fruchtfleisch und Kernen, das entweder pur, verschnitten oder in medizinischen und kosmetischen Präparaten angeboten wird. Hauptindikationen sind:

- Haut- und Schleimhautschäden, auch durch Verstrahlung oder Strahlentherapie

- Magen- und Zwölffingerdarmgeschwüre
- Entzündungen der Mundschleimhaut und des Kehlkopfes
- Scheidenentzündung und Erosion (Schleimhautschäden) an Gebärmutter und Gebärmutterhals.

Trotz der großen natürlichen Vorkommen ist Sanddorn stets eine Mangelware in der Sowjetunion gewesen. Die schwierigen Ernte- und Verarbeitungsmethoden sowie Versorgungsengpässe in der staatlichen Planwirtschaft sind mögliche Gründe dafür – mit Sicherheit aber auch die große Nachfrage aus der Bevölkerung! Ein russischer Laserchirurg berichtet, daß vor ca. 20 Jahren „nur die oberen Zehntausend" (also Parteibonzen) an Sanddornöl herankamen. Noch heute ist *„Maslo Oblepichovoe"*, meistens sibirischer Herkunft und in 100 ml-Flaschen abgefüllt, verschreibungspflichtig, und zwar nicht deshalb, weil sein Gebrauch irgendwelche Risiken oder Nebenwirkungen in sich birgt, sondern um die nach wie vor allzu große Nachfrage durch die Rezeptpflicht etwas zu regulieren.

Sanddornöl ist bis heute in Rußland unglaublich populär – was sich ganz aktuell auch hierzulande auswirkt, denn rußlanddeutsche Aussiedler mit ihrer hartnäckigen Suche nach *„Oblepicha"* haben schon manch einen Apotheker ins Schwitzen gebracht ...

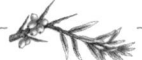

Eine rußlanddeutsche Apothekerin erinnert sich

Die im ostpreußischen Königsberg, dem heutigen Kaliningrad, geborene Eugenia G., die heute in Westdeutschland lebt, ist selbst Apothekerin und erinnert sich beruflich wie durch sehr positive eigene Erfahrungen sehr gern an Oblepicha-Sanddorn. Obwohl zumindest gelegentlich in der Apotheke erhältlich, stellte sie – auch aus Kostengründen – Saft und Öl zu Hause aus selbstgesammelten Beeren her.

Da die Beeren nicht wie andere Früchte mit den Händen gepflückt werden können, weil sie fest am Zweig sitzen und leicht aufplatzen, wurden von den überall am Haff wildwachsenden Sanddornbüschen keine großen Äste, sondern nur etwa 10 cm lange fruchttragende Zweiglein abgeschnitten. Zu Hause wurden die dichten Beerentrauben vorsichtig mit der Schere entfernt. Bei der Weiterverarbeitung war darauf zu achten, daß die Beeren mit keinen Geräten aus Metall in Berührung kamen, da sich sonst das Fruchtfleisch aufgrund von Oxidation rasch dunkel verfärbt. Frau G. preßte die Beeren daher mit der Hand durch ein Mulltuch und erhielt auf diese Weise reinen Sanddornsaft. Dieser Saft, in dem natürlich auch ein reicher Ölanteil enthalten ist (nachgewiesen sind mindestens 8,2%, Anm. d. Verf.), wird innerlich eingenommen und hilft sehr gut gegen nervöse Magenbeschwerden und Gastritis. Frau G. berichtet, wie gern sie diesen hausgemachten Sanddornsaft „zur Magen-Darm-Beruhigung" verwendet habe. Sie hat ihn regelmäßig getrunken, und zwar verdünnt, 2 Eßlöffel mit warmem Wasser aufgegossen, und gesüßt, da er sonst durch hohe Fruchtsäure für viele Mägen „ungenießbar" sei.

Frau G. berichtet weiter, Sanddornöl („Maslo Oblepichovoe") sei nicht nur ein hervorragendes Wundmittel. Im Volksmund habe es geheißen, es helfe auch bei schwereren Magensymptomen, so zur Ausheilung von Magengeschwüren und selbst bei Krebs. Dafür mußte es aber regelmäßig über längere Zeit eingenommen werden, und die in Apotheken erhältlichen 100 ml-Fläschchen waren für manch einen unerschwinglich. Daher wurde mit erheblichem Arbeitsaufwand auch das Öl zu Hause hergestellt; dies geschah durch Extraktion mittels Sonnenblumen- oder einem anderen Pflanzenöl aus dem Preßrückstand und konnte mit einer kalten oder warmen Methode bewerkstelligt werden (siehe Seite 114). Offenbar muß die Kostbarkeit, die man am Ende erhielt, die Mühe aber wert gewesen sein ...

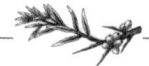

Die ostdeutschen Sanddorn-Pioniere

Ursprünglich einheimisch ist der Sanddorn im Osten Deutschlands nur an der Ostseeküste, doch die in Mecklenburg-Vorpommern und Brandenburg weitverbreiteten Sandböden stellen für Sanddorn ideale Anbaubedingungen dar. Daher gibt es hier ausgedehnte Plantagen. Außerdem fallen bei der Durchfahrt durch die neuen Bundesländer überall die dekorativen Sanddornbüsche ins Auge, die zur Rekultivierung von Braunkohlenhalden, zur Befestigung von Straßen- und Uferböschungen, zur Stadtbegrünung und als Vogelschutzgehölz gepflanzt worden sind. 42 Vogelarten wurden beim Nisten in Sanddorngehölzen sowie beim Verzehr von Sanddornbeeren gezählt. Sanddorn hat hier unübersehbar eine längere, aber auch lebendigere Tradition.

1952 war eine Pionier-Monographie über Sanddorn von Gerhard Darmer (Institut für Pflanzenzüchtung, Leipzig) erschienen, die als Grundlagenwerk des Weges von der Wild- zur Kulturpflanze gilt. Sanddorn, der ursprünglich wenig beachtet und wegen der Signalfarbe seiner Beeren sogar für giftig gehalten wurde, war nach der Propagierung seines hohen Vitamin C-Gehaltes kräftig aus den wildwachsenden Beständen des Küsten- und Alpengebietes gesammelt sowie leider auch als Brennholz verwendet worden. Dabei war es zu großer Zerstörung an den Sträuchern und einem Ausfall der besten weiblichen Bestände gekommen. Als Antwort darauf waren einerseits Schutzbestimmungen, andererseits aber auch ein planmäßiger Anbau durch Auslese- und Züchtungsverfahren notwendig geworden.

Auf Darmers Veröffentlichung folgte eine ganze Reihe von weiteren Arbeiten, auf deren Basis im VEB Baumschulen Dresden/Berlin unter der Leitung von Hans-Joachim Albrecht mit der Sanddornzüchtung begonnen und gleichzeitig auf geringwertigen Böden in nördlichen Bezirken intensiv experimentiert wurde.

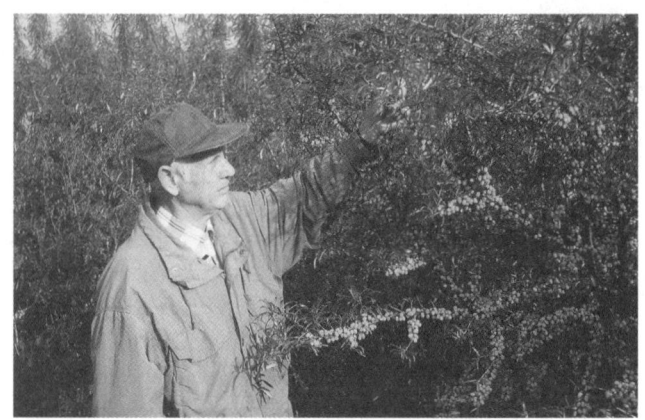

Hans-Joachim Albrecht bei Selektionsarbeiten mit Sanddorn

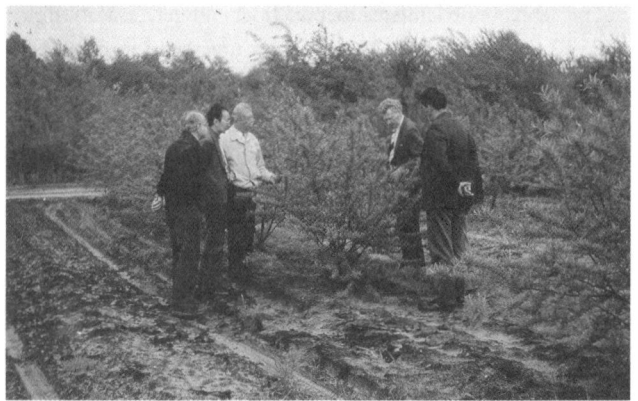

Sanddornsträucher im 3. Standjahr (1983)
Hier diskutieren u. a. Dr. H.-J. Koch und Dieter Wolf

Praktische Erfahrungen mit Sanddorn als Pioniergehölz auf Halden und Kippen im ehemaligen Tagebau führten schließlich dazu, daß in der bereits seit 1960 bestehenden GPG „Storchennest" im mecklenburgischen Ludwigslust im Jahre 1980 die erste Sanddorn-Plantage von Diplom-Gartenbauingenieur Dieter Wolf angelegt wurde, dem damaligen Leiter der Abteilung Obstbau. An Stellen mit schlechter Bodenqualität, auf Obstrodeflächen und in Spätfrostlagen, die mitten in großen Apfelplantagen lagen und für normalen Obstanbau ungeeignet waren, wurde die anspruchslose Wildfrucht Sanddorn angepflanzt. Vor der Wende war das „Sanddorn-Storchennest" ein echtes Pionierprojekt – wie es dieser Pflanze gebührt und wie es Fred Wegert, der 1986 zum „Storchennest" kam, noch heute sehr anschaulich zu berichten weiß. Zur zentralistisch von oben diktierten Versorgung der Region mit Obst, Gemüse und Zierpflanzen wurde der Sanddorn quasi eingeschmuggelt und anfangs nur heimlich gepflanzt. Nach und nach standen auch mehrere Sanddorn-Zuchtarten für unterschiedliche Anbauzwecke zur Verfügung – nur die für die Bestäubung notwendigen „Männchen" ließen noch etwas auf sich warten ... Über die teilweise recht abenteuerlichen Erfahrungen der Sanddorn-Pioniere bei der „Widerspenstigen Zähmung" wird unter dem Motto „Not macht erfinderisch" *(Seite 79 f.)* später noch berichtet.

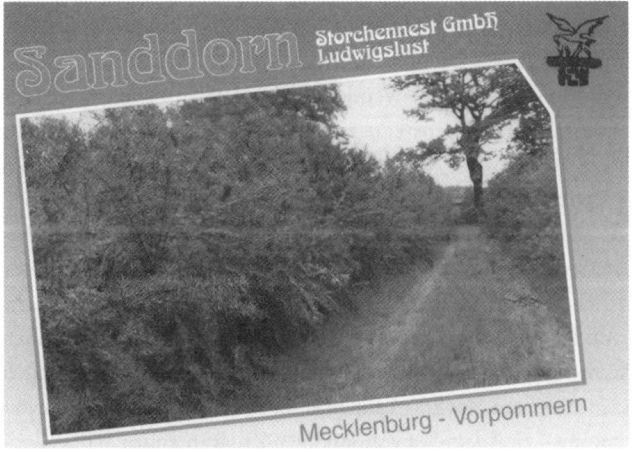

Fünfjährige „Hergo"-Sanddorn-Kulturanlage im Storchenest

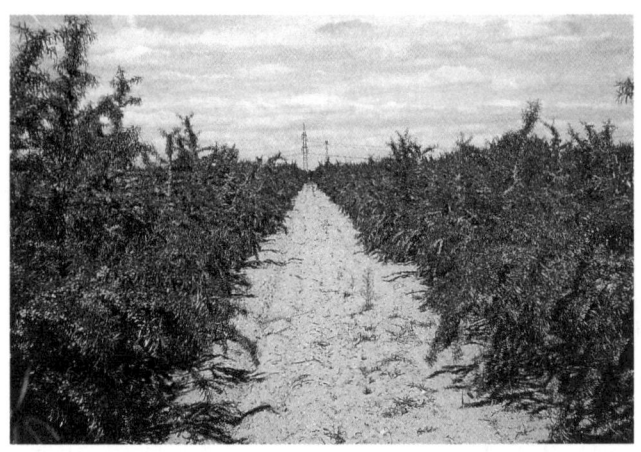

Gezähmte Wildfrucht: kultivierte Sanddornanlage in Ostdeutschland

Seit etwa 1982 gab es auch eine Arbeitsgemeinschaft „Sanddorn-anbau", die von Dr. H.-J. Koch, einem Mitarbeiter der Zentral-stelle für Sortenwesen, und später von Diplom-Gartenbauinge-nieur Dieter Wolf geleitet wurde. Diese beschäftigte sich intensiv mit allen Fragen der Sortenwahl, Züchtung, Erntemethoden und Verarbeitung. Vor der Wende im Jahre 1989 arbeitete diese For-schungsgruppe intensiv zusammen. Sanddorn erlebte einen kräf-tigen Aufschwung, und es wurde auch eine vielfältige Produkt-palette vor allem auf der Basis von Sanddornsaft angeboten. Angeregt durch die russischen Untersuchungen, hatte diese Ar-beitsgruppe auch stets die Erforschung des in den Sanddorn-früchten enthaltenen Öls und die Nutzung für pharmazeutische und kosmetische Zwecke im Auge. Doch zunächst gab es einen herben Rückschlag, denn nach der Wende kam es – auch durch den massiven Boykott ostdeutscher Produkte durch die Bevöl-kerung – zu einem fast vollständigen Zusammenbruch des Sand-dorn-Anbaus.

Bis in die 80er Jahre hinein war die UdSSR in Züchtung, Anbau und Verarbeitung von Sanddorn führend gewesen, doch damit war es, wie mit vielen anderen agrarwissenschaftlichen Projekten, nach der politischen Wende erst einmal vorbei. In Ostdeutschland, wo 1989 Sanddorn in Plantagen auf insgesamt 300 Hektar kultiviert wurde, schrumpfte die Fläche rasch auf die Hälfte. Viele kleine Firmen gingen kaputt, nicht mehr abgeerntete Sanddornsträucher wurden aus der Erde gerissen. Ein vom Land Brandenburg in den 90er Jahren angegangenes Förderprogramm sollte dieser Entwicklung entgegensteuern und plante Sanddorn-Neuanpflanzungen auf 200 Hektar. Diese Initiative war jedoch offenbar nicht nur mangelhaft vorbereitet, sondern war auch dadurch zum Scheitern verurteilt, daß manche Betriebe im Grunde nur Fördermittel absahnen wollten und über keine Sachkenntnis verfügten. Hinzu kamen hohe Wildschäden – und das weiterhin bestehende Problem mangelnder Nachfrage.

Drei von ursprünglich neun Betrieben in Brandenburg sind seit damals bei der Stange geblieben und verfügen zusammen über etwa 40 Hektar gut gepflegte und ertragreiche Sanddornplantagen. Dazu gehört die 11 Hektar große Musterplantage von Ernst Triquart in Fredersdorf. Auf 25 Hektar baut Dr. Andreas Berger in Werder/Havel Sanddorn an. Die daraus hergestellten Sanddorn-Spezialitäten werden von Christine Berger in einem eigenen Unternehmen hergestellt und vermarktet. In einem Hofladen werden in ansprechender Aufmachung Fruchtaufstriche, Säfte, Weine und Liköre vorwiegend aus Sanddorn sowie aus anderen Wildfrüchten und einheimischem Obst angeboten.

Allgemein ist die Tendenz im Osten mittlerweile wieder steigend. In Brandenburg, in Sachsen-Anhalt und im südlichen Mecklenburg-Vorpommern sind neue Sanddorn-Plantagen entstanden; jedoch ist die Nachfrage mittlerweile so groß, daß deutsche Erträge dafür nicht mehr ausreichen. Es werden äußerst

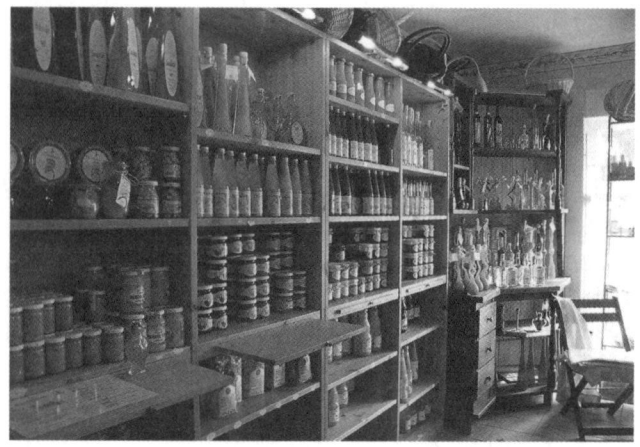

Blick in den Hofladen von Christine Berger

vielfältige, mehr auf Verbraucherwünsche abgestimmte Produkte hergestellt. Zu mehr Popularität möchte dem Sanddorn auch die Anfang 2000 in Berlin gegründete Gesellschaft der Freunde und Förderer des Sanddorns – „Sanddorn e.V." verhelfen, deren Anliegen es ist, die Erforschung und Anwendung des Sanddorns als Kulturpflanze, Nahrungsmittel und Phytopharmakon zu fördern. Durch eine enge Zusammenarbeit zwischen Züchtern, Anbauern, Vermarktern und Händlern, unterstützt von wissenschaftlichen Einrichtungen, gelingt es zusehends, Sanddorn aus seiner bisherigen Nische herauszuholen. Die Überzeugungsarbeit beim Verbraucher wird auch durch „pro agro" gestärkt, einen Verband zur Förderung der Agrar- und Ernährungswirtschaft des Landes Brandenburg, dessen Qualitätsprogramm Sanddorn der Prüfung und Auszeichnung von besonders hervorzuhebenden Leistungen dient.

Wie schon in der Ex-UdSSR, war Sanddorn auch in der Ex-DDR Mangelware. So wurde der Saft fast nur in hohen Polit-

Zentren ausgeschenkt, wo ein fruchtiger Wodka/Sanddorn-Cocktail ein beliebtes Nationalgetränk war. Erhältlich war er auch in Mehrsterne-Hotels, wo die Gläser noch mit der Hand gespült wurden, wie eine Insiderin zu berichten weiß; durch den hohen Ölgehalt kommt es nämlich zu Ablagerungen des Fruchtfleischs am Glas, die nur durch sorgfältige manuelle Reinigung wieder entfernt werden können. Da man heute mehr auf die Schnellebigkeit der Zeit und die Konsumgewohnheiten Rücksicht nimmt, wird inzwischen ein trubstabiler Sanddornsaft ohne Ablagerung eines Ölpfropfens am oberen Flaschenhals und im Saftglas hergestellt.

Der Weg des Sanddorns weiter gen Westen in die alten Bundesländer, die außer den natürlichen Vorkommen an der Nord- und Ostseeküste auch noch Bestände in den Alpen und an Flußläufen (Oberrhein, Lech) besitzen, wurde zunächst durch die Nachfrage nach dem Saft als wertvollem Vitaminlieferanten für die Nahrungsergänzung geebnet. Inzwischen fällt – durch die für Marketingzwecke auffallend geeignete Farbe des Sanddorns begünstigt – eine ganze Palette neuer Produktentwicklungen ins Auge. Und im deutschen Nordwesten

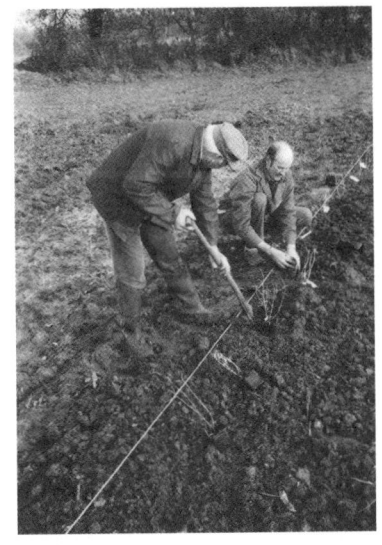

Sanddorn-Neupflanzung in der Nähe von Aurich – einer typisch ostfriesischen Geest-Landschaft mit Sandwällen

wird das dort an der Küste heimisch gewordene wilde Frücht-chen seit kurzem sogar professionell gezähmt: In der Nähe von Aurich hat der ostfriesische Teeimporteur Uwe Rolf, ein offen-kundig begeisterter Sanddorn-Freund, mit Sanddorn-Anpflan-zungen in kbA-Qualität begonnen, um der stetig wachsenden Nachfrage mit eigenen Möglichkeiten begegnen zu können.

Etwa seit Mitte der 90er Jahre erwachte das Interesse für die Sand-dornöle, was unter anderem auch auf die Einwanderung von ca. 1,5 Millionen rußlanddeutschen Aussiedlern zurückzuführen sein könnte. Es wurden seitdem auch mehrere Kosmetikserien ent-wickelt, die in Produkten wie Gesichtscremes, Körperlotionen, Hautpflege- und Sonnenölen, Lippenbalsam, Cremeseifen, Duschgels und Haarshampoos Sanddornöl mit seinen sprich-wörtlichen „Skin repair"-Eigenschaften enthalten. Der durch Umwelteinflüsse zunehmend stärker strapazierten, gereizten und entzündlichen Haut bietet es Schutz, Regeneration und Heilung. Auch die Zunahme von Sonnenallergie und die Notwendigkeit von Strahlenschutz sind in diesem Zusammenhang zu nennen. Gleichzeitig wächst nicht nur allgemein die Offenheit gegenüber pflanzlichen Heilmitteln, sondern es besteht insbesondere auch ein großes Interesse an asiatischen Therapierichtungen, wozu nach der chinesischen Heilkunde und dem indischen Ayurveda die tibetische Medizin gekommen ist. Die Zeit scheint reif dafür zu sein, mit dem Sanddorn eine Heilpflanze von faszinierender Viel-fältigkeit, mit einer höchst interessanten Vergangenheit und ei-ner großen Zukunft wieder bzw. neu zu entdecken.

Kapitel 5

STARKE FRAUEN – ABER MANN WIRD GEBRAUCHT

Ungewöhnliche zweigeschlechtliche Botanik

Der Sanddornstrauch besitzt einige botanische Besonderheiten, die für den Menschen, der ihn zur Kulturpflanze machen und seine Beeren nutzen will, etliche Probleme darstellen können.

Zunächst einmal ist der Sanddorn *zweihäusig* und *getrenntgeschlechtig*, das heißt, männliche und weibliche Blüten kommen nicht am gleichen Strauch vor, sondern haben sozusagen Männer- und Frauenhäuser. Es gibt also nur rein männliche oder rein weibliche Pflanzen, und nur die Weibchen tragen auch Beeren.

Männchen und Weibchen können erst mit Einsetzen der ersten Blütenbildung eindeutig voneinander unterschieden werden – und die läßt in der Natur 5, bei Zuchtpflanzen 2 bis 3 Jahre auf sich warten ...

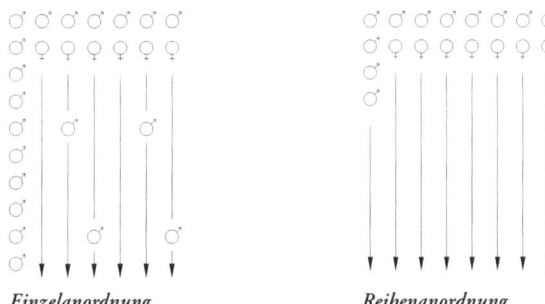

Männliche (♂) Pflanzen in Sanddornanlagen

Einzelanordnung   *Reihenanordnung*

Die Blütezeit ist recht kurz und fällt in den Zeitraum April bis Mai. Die Sanddorn-Weibchen werden ausschließlich durch *Windbestäubung* befruchtet. Während die männlichen Pflanzen dicke braune Blütenknospen tragen, sind die weiblichen Blüten klein und unscheinbar und tragen weder Kronenblätter noch Nektarien; bei flüchtigem Hinsehen sind sie kaum wahrzunehmen. Nach der Bestäubung mit Pollen aus den männlichen Blütenständen entwickeln sich aus den weiblichen Blüten kleine rundlich-eiförmige Scheinfrüchte, die eigentlich *Steinbeeren* sind. Sie haben so gut wie keinen Stiel und eine nußartige Innenfrucht.

In natürlichen Gehölzen sind Männchen und Weibchen etwa gleich verteilt. Wird Sanddorn angepflanzt, muß man der Natur insofern nachhelfen, als daß die fruchttragenden weiblichen Sträucher von den männlichen Bestäubern sozusagen umzingelt werden. In der Praxis heißt dies, daß die Anlagen von männlichen Pflanzen umrahmt und diese zusätzlich noch reihenweise eingefügt werden. Bei Plantagen werden die Pollenspender den weiblichen Pflanzen im Verhältnis 1:9 zugeordnet.

Die GPG „Storchennest" machte mit dieser Verkuppelung so ihre eigenen Erfahrungen. Zwar waren inzwischen die Zuchtversuche erster weiblicher Sorten mit der schönen „Leikora" 1979 geglückt, doch ohne Männchen gab es bei der frühen Generation der Weibchen keinen Fruchtansatz. Also wurden männliche Pflanzen aus Wildbeständen an der Ostseeküste bei Schwerin geholt. Zehn Frauen mußten sich einen Mann teilen – und während die Sanddorn-Frauen bekanntlich ja ausgesprochen stark und durchsetzungsfähig sind, waren diese wilden Sanddorn-Männer nicht nur rar, sondern auch vergleichsweise schwach, wurzelten schlecht, waren empfindlich gegenüber den Witterungsverhältnissen und krankheitsanfällig. Doch es half nichts, sie wurden zu Fortpflanzungszwecken nun einmal gebraucht. Später standen dann auch die verschiedenen männlichen „Pollmix"-Klone zur Verfügung, die den weiblichen Sorten zugesellt wurden.

Im Unterschied zu Ernte, Verarbeitung und Vermarktung ist die Kultivierung von Sanddorn recht problemlos. Er gibt sich mit anspruchslosen Sandböden zufrieden, braucht durch die Symbiose mit Knöllchenbakterien und Strahlenpilzen, wodurch er Luftstickstoff binden kann, nur eine Startdüngung und ist auch gegen Krankheiten und Schädlingsbefall weitgehend resistent. Es sollte jedoch für eine gute Durchlüftung des Bodens durch mechanische Unkrautentfernung gesorgt werden. Aber auch in Plantagen, wo er sich seinen Standort ja nicht selbst wählen konnte, braucht der Sanddorn für ihn optimale Lichtbedingungen, wofür sich Reihen in Nord-Süd-Richtung und mit einem Mindestabstand von vier Metern als günstig erwiesen haben.

Not macht erfinderisch:
Die Tücken bei Ernte und Verarbeitung

Hat es mit der Befruchtung geklappt und trägt der Sanddorn – je nach Sorte etwa ab Mitte August – seine leuchtenden Beeren, bringt seine *Ernte* die nächsten, nicht unerheblichen Schwierigkeiten mit sich. Nach Meinung von Fachleuten stellt die bislang noch schwierig zu bewältigende, aufwendige und kostenspielige Ernte das Haupthindernis für die Ausbreitung des Sanddornanbaus dar – und auch den Hauptkostenfaktor bei den Produkten.

Zunächst einmal ist der richtige, auch sortenbedingte, und relativ enggesteckte *Zeitpunkt* von Bedeutung; denn die Beeren bleiben zwar selbst nach dem Laubfall bis weit in den Winter hinein am Strauch hängen, machen dabei aber Geschmacksveränderungen durch, verlieren an Vitamin C und dürfen deshalb vor allem keine vorzeitigen Herbstfröste abbekommen.

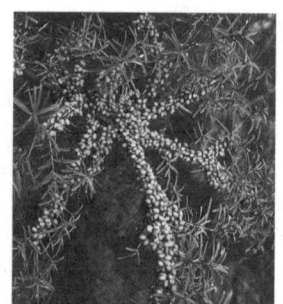

Leikora: *diese als erste entwickelte Züchtung reift als letzte*

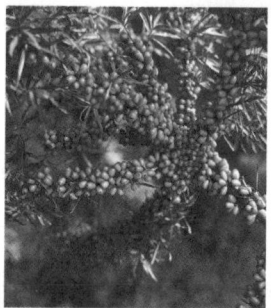

Dorana: *die Vitamin-C-reiche Dorana wird gerne in Hausgärten angepflanzt*

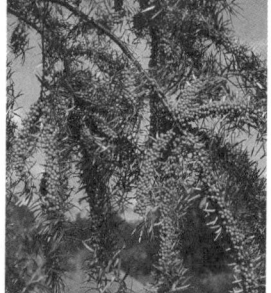

Frugana: *diese Sanddorn-züchtung ist frühreif, aber besonders mild*

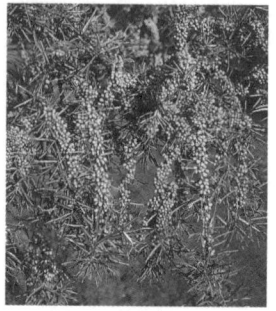

Hergo: *das „Herzfelder Gold" ist besonders ertragreich*

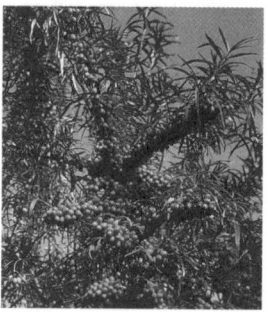

Askola: *diese ertragreiche Sorte bietet besonders viel Vitamin E*

Ostdeutsche Sanddorn-Sorten

Weibliche Züchtungen

Bei der Züchtung wurde besonderer Wert auf die Fruchtsaftgewinnung, also auf hohen Säure- und Vitamin-C-Gehalt, gelegt. Außerdem wurde auf unterschiedliche Fruchtreife und damit zeitlich versetzte Erntetermine geachtet. Schließlich wurden noch unterschiedliche Anbauzwecke berücksichtigt.

Leikora (ursprünglich „Leitzkauer Orange")
- seit 1979 im Handel
- sehr starkwüchsig und dickastig
- sehr große dunkelorange Früchte
- späte Reife Mitte/Ende September bis Mitte Oktober
- ertragreich, gut und vielseitig zu verarbeiten
- hoher Vitamin C-Gehalt

Hergo (ursprünglich „Herzfelder Gold")
- seit 1983 im Handel
- starkwüchsig und dünnastig
- große hellorange Früchte
- mittelfrühe Ernte Anfang bis Mitte September
- sehr ertragreich

Später wurden noch die frühreifenden Sorten Frugana mit besonders mildem Geschmack, Dorana mit besonders hohem Vitamin C-Gehalt und für den Anbau im Garten geeignet, entwickelt. Die Sorte *Askola* schließlich zeichnet sich durch besonders hohe Erträge und wertvolle Inhaltsstoffe aus (z.B. ein Vitamin-E-Gehalt über den Durchschnittswerten).

In jüngster Zeit wurden die Zeichen der Zeit erkannt und von der Späthschen Baumschule in Berlin (Nachfolgerin des früheren VEB Baumschulen) neue Sanddorn-Züchtungen mit einem besonders hohen Ölgehalt entwickelt, woran insbesondere die Kosmetik- und Pharmaindustrie interessiert ist. Zwei neue Selektionen sind inzwischen zum Sortenschutz angemeldet worden und werden ab Anfang 2006 auf dem Markt sein.

Männliche Züchtung

Es gibt insgesamt 4 männliche **„Pollmix"**-Klone, die zu unterschiedlichen Zeiten blühen und den Weibchen etwa im Verhältnis 1:9 entsprechend zugesellt werden *(siehe Zeichnung Seite 77)*. International ist dies der erste erfolgreiche Versuch gewesen, bei dieser auf Windbestäubung angewiesenen Obstart die möglichen Erträge der fruchttragenden weiblichen Pflanzen voll auszuschöpfen.

Im Osten, wo größerer Wert auf das Öl als auf den Vitamin-C-Gehalt des Saftes gelegt wird, läßt man die Beeren länger hängen. Diese Sorten, die sich mit kurzer Vegetationsperiode und unter extrem harten Wachstumsbedingungen entwickeln, sind ganz besonders widerstandsfähig (in unseren Breitengraden allerdings besonders anfällig für Pilzbefall). Am Strauch gefroren, können die Beeren dann durch Abschlagen relativ leicht geerntet werden. Auf unsere Verhältnisse übertragen, hat dies jedoch den Nachteil nicht nur von Vogelfraß, sondern auch von sinkendem Vitamin-C-Gehalt und einer starken geschmacklichen Beeinträchtigung durch Oxidationsprozesse der Zimtsäure.

Besonders bei Wildbeständen leisten die dichten Gehölze, der sperrige Aufbau des Astwerks und natürlich die Dornen kräftig Widerstand gegen eine effektive Beerntung. Durch den natürlichen Wuchs des Sanddornstrauchs stellt sich im Laufe der Zeit ein starkes Kronenwachstum ein, denn nur an der oberen Peripherie kommt es zur Sproßerneuerung, während die unteren und inneren Partien des Strauches trockendornig verkahlen. Die sich ab Mai entwickelnden verholzten Triebspitzen verdornen bis zum Herbst. In Folgejahr blüht und fruchtet dann das vorjährige Holz.

Mit all diesen Eigenheiten, wodurch die Ernte erschwert und der Ertrag vermindert wird, haben auch die Plantagen öko-

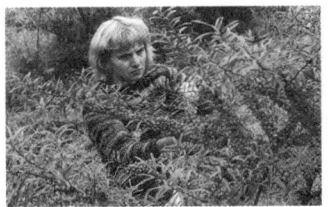
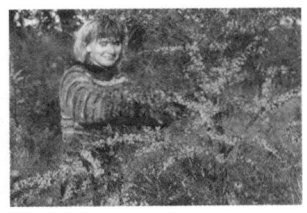

Der Blick verrät: Dem Sanddorn ist nicht so leicht beizukommen ...

... um so größer die Freude, wenn es gelingt!

nomisch wie ökologisch klug umzugehen. Bei guter Pflege kann ein Sanddornstrauch 18 Jahre Erträge liefern. Frühestens im zweiten, meistens erst ab dem dritten Jahr nach Anpflanzung kann hier erstmals geerntet werden, und nur in jedem zweiten Jahr werden die mit Beeren besetzten Fruchtzweige erntereif. Da immer nur der halbe Bestand abgeerntet wird, findet trotzdem alljährlich eine Ernte statt. Bei den weiblichen Sträuchern wird dabei alle zwei Jahre ein Ernterückschnitt bis in den Basisbereich des im Vorjahr gebildeten Neutriebs vorgenommen.

Das Hauptproblem aber liegt bei der Konsistenz und anderen Eigenarten der Beeren selbst: Diese Früchtchen sitzen in dichten Trauben an den Ästen und haften mit ihren Stielchen fest an der Zweigachse an. Bei dem Versuch, sie im reifen Zustand mit der Hand zu pflücken, wird die höchst empfindliche Beere gequetscht, die äußerst dünne Schale platzt auf und der Saft läuft heraus; solange die Oberhaut noch etwas fester ist, sind die Beeren nicht ganz reif und weniger vitaminhaltig. Außerdem hat auch die Fruchthaut Schuppenhaare oder Schülfern, die ein juckendes bis brennendes Gefühl auf der Haut hinterlassen und selbst im fertigen Sanddornsaft noch einen leicht kratzigen Geschmack verursachen.

Bei der im Volke verbreiteten schonenden Methode, Sanddorn-Wildbestände zu ernten, war ein Tuch unter die Büsche gelegt worden, um die mit der Schere abgeschnittenen oder mit der Gabel abgestreiften Beeren unten aufzufangen. Als Weiterführung entwickelten die Nachkriegs-Pioniere nun beachtliche Techniken, wie zum Beispiel die „Sanddorn-Ernteschürze". Die Sammler banden sich eine große Schürze um, an deren beiden unteren Ecken eine Sicherheitsnadel oder ein Stückchen Draht befestigt wurde. Damit wurde die Schürze an den Ästen so befestigt, daß die vorsichtig gepflückten oder an ihren kurzen Stielchen abgeschnittenen Beeren hineinfallen konnten. Aus der Schürze sollten die Beeren dann in Spankörbe entleert und kühl oder zumindest in den Schatten gestellt werden.

Als Alternative wurde auch eine *Handfruchtquetsche* entwickelt, mit welcher der Saft direkt am Strauch aus den Beeren „gemolken" und in einem Gefäß aufgefangen wurde, das wegen der Oxidation nicht aus Metall sein durfte. Diese und ähnliche Methoden konnten in ökonomischer Hinsicht allerdings nicht so recht überzeugen.

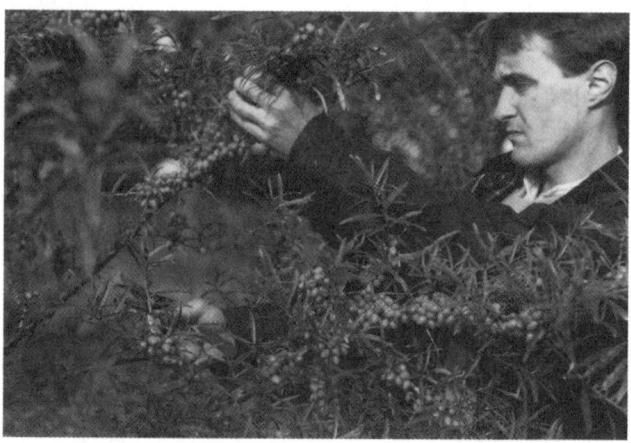

Sanddornernte im „Storchennest": Nach kritischer Begutachtung …

Natürlich machte auch die GPG „Storchennest" mit der Sanddorn-Ernte pionierhafte Experimente durch. Hausfrauen und Gymnasiasten wurden zunächst zur Ernte von Einzelbeeren per Handschnitt herangezogen. Da die Blätter bei der Ernte und Weiterverarbeitung stören und außerdem – im Unterschied zum Holz – den Geschmack negativ beeinflussen, wurden sie anfangs versuchsweise durch chemische Entlaubung entfernt; später lernte man aus diesem ökologischen Anfangsfehler und führte die Entlaubung manuell oder mit einer Windsichte, einer Art Gebläse durch, womit die Blätter „herausgeflattert" werden. Etwa seit Mitte der 80er Jahre wurde Sanddorn, der so gut wie keine Dünge- und Pflanzenschutzmittel braucht, hier als echte Wildfrucht behandelt bzw. unbehandelt gelassen und kontrolliert ökologisch angebaut.

Die Leistung eines Durchschnittspflückers bei der reinen Beerenernte am Strauch beträgt jedoch nur maximal 3 kg/pro Stunde. Man hat im „Storchennest" schon bald damit begonnen, die auf Berührung so empfindlich reagierenden Beeren *mit* dem

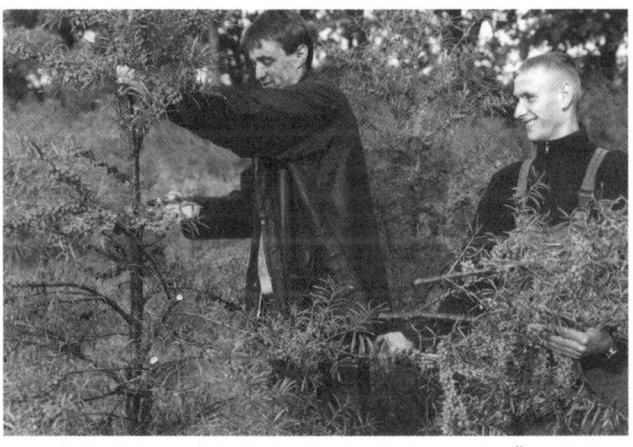

... macht das fachmännische Abschneiden der fruchttragenden Äste offenbar auch eine Menge Spaß

Fruchtholz zu ernten. Am häufigsten praktiziert wurde in der Vergangenheit das Schneiden von etwa 8 cm langen und maximal 8 mm starken Fruchtaststücken, die dann entblättert werden mußten. Nach Vorentsaftung der Beeren wurde in einer Korb- oder Packpresse der Rohsaft gewonnen.

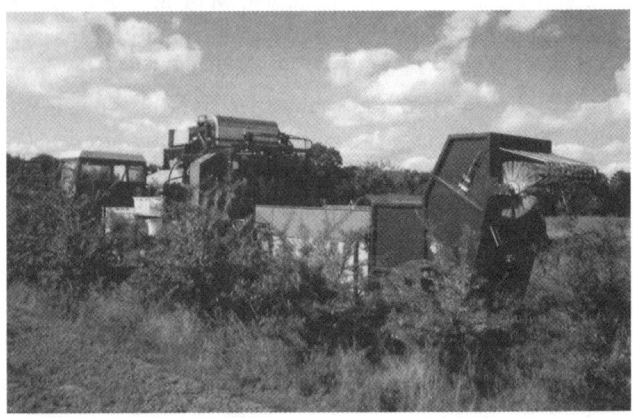

Gelegentlich wird die Erntemaschine auch heute noch direkt in der Sanddorn-Plantage zum Schnittverfahren eingesetzt

Der Arbeitsaufwand für das Schneiden der Fruchtaststücke erwies sich jedoch als zu hoch. Zumal waren viele Äste stärker als 8 mm und mußten deshalb am Strauch verbleiben. Unter veränderten Bedingungen kehrte man daher wieder zur Einzelbeeren-Ernte zurück. Dafür wurde als nächster Schritt an der Berliner Humboldt-Universität eine Sanddorn-Erntemaschine entwickelt. Bis zu 1 m lange Fruchtäste wurden mit pneumatischen Scheren abgeschnitten und auf das Förderband der Maschine gelegt, wo mit kräftigen Bewegungen die Beeren von den Ästen gerüttelt werden sollten. Dies war jedoch längst nicht bei allen Sanddorn-sorten möglich, sondern es kam zu hohen Verlusten; außerdem blieben auch immer noch viel zu viele Beeren am Strauch hängen.

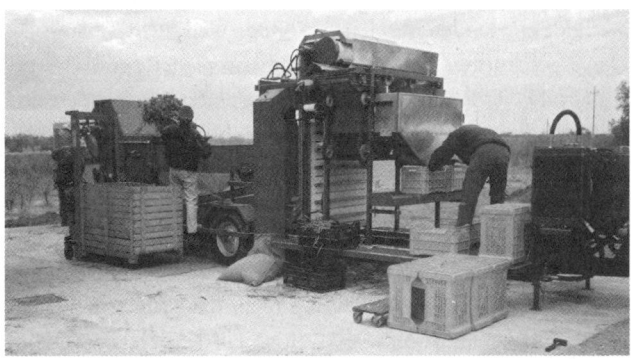

Die Erntemaschine im Einsatz: Beim Frost-Ernteverfahren werden die per Hand abgeschnittenen Äste in große Holzkisten gelegt und in Kühlhäuser transportiert

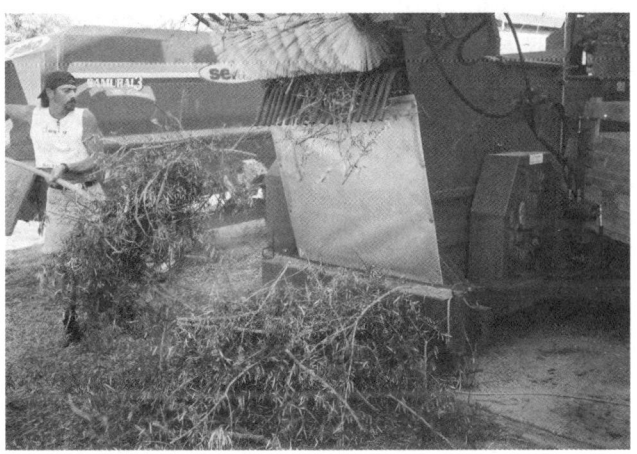

Nächster Schritt: Damit sich die einzelnen Beeren ablösen, wird nun die Maschine mit den gefrosteten Ästen beschickt

Diese Gründe veranlaßten Diplom-Gartenbauingenieur Dieter Wolf vom „Storchennest" im Jahre 1984 zu ersten Versuchen mit der Schockfrostung, woraus die noch heute übliche Erntemethode entstanden ist. Hierfür können die Fruchtäste in voller Länge geschnitten werden, was zumeist wieder per Hand geschieht. Die Fruchtäste werden in Kühlhäuser transportiert und bei einer Temperatur von -40°C einige Stunden „schockgefrostet". Danach lassen sich die Beeren leicht abschlagen, wofür die schon erwähnte, in stetiger Weiterentwicklung begriffene Sanddorn-Erntemaschine wieder zum Einsatz kommt. Blätter und kleine Aststücke werden mittels Gebläse im Absaugverfahren entfernt, die sauberen Beeren in großen Kisten bis zur Weiterverarbeitung gekühlt aufbewahrt. Mehrere deutsche Betriebe arbeiten inzwischen mit Erntemaschinen und haben dadurch einerseits den Aufwand an Arbeitsleistung und Energie verringert und andererseits die Erträge erhöht. Waren früher schätzungsweise 1300 Arbeitskraftstunden bei einem Ertrag von 50 Dezitonnen je Hektar notwendig, beträgt der entsprechende Aufwand an Handarbeit mit etwa 450 Stunden heute nur noch ein Drittel und sollte durch entsprechende Optimierung der Erntemaschine auf 150 Stunden gesenkt werden.

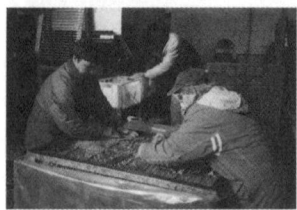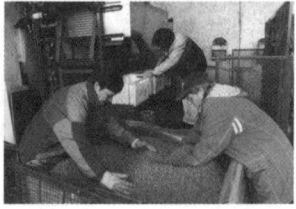

Nach der Schockfrostung erhält man mit Hilfe der Erntemaschine und einer Windsichte saubere Sanddornbeeren für die Weiterverarbeitung

Jeder Schritt bei der *Verarbeitung* erfordert weiter große Achtsamkeit. So ist Vorsicht geboten vor Oxidationsprozessen durch die Einwirkung von Licht und Sauerstoff sowie den Kontakt mit Metall. Die frischen Beeren müssen entweder bald weiterverarbeitet werden, da sie sich bei ungekühlter Lagerung nicht nur

optisch verändern, sondern durch Umwandlungen in den Fettsäuren auch „ranzig" werden, was den Geschmack beeinträchtigt; oder, wenn nicht sofort gepreßt oder zentrifugiert werden
soll, müssen sie eingefroren werden. Sie können bei −18° längere
Zeit bis zur Weiterverwendung gelagert werden, was keinerlei
negative Geschmacksveränderungen mit sich bringt. Beim Pressen der Beeren fallen Trester als Preßrückstände an. Bei der Trocknung und Pressung dieser Trester zur Ölgewinnung sollte darauf
geachtet werden, nicht zu hohe Temperaturen und Druck anzuwenden, damit die Doppelbindungen der wertvollen Fettsäuren
erhalten bleiben.

Auch um die *Konsumgewohnheiten* schert sich das wilde Früchtchen nicht sonderlich, so daß sich Züchter wie Hersteller für
„Der Widerspenstigen Zähmung" einiges einfallen lassen müssen: So wird auf das offenbar für einen großen Käuferkreis nicht
sonderlich attraktive Aroma unter anderem durch zeitlich vor-
verlegte Erntetermine eingewirkt. In Rußland ist bereits die Zucht
der süßen Sanddornbeeren „Siberian Splendor" gelungen. Auch
der *Trub* aus dem Fruchtfleisch, der sich – dem Rahm in der
Milch vergleichbar – aufgrund von starker Phasentrennung mit
einer Ölschicht oben absetzt, durch Schütteln aber problemlos
verteilen läßt, wird quasi wegstabilisiert. Durch Zusatz von Ap-
felpektin oder neue technologische Verfahren wird ein „trubstabiler Most" gewonnen. Dies alles und mehr, beispielsweise die
stark färbenden Carotinoide, gehören aber gerade zu den Eigenarten, die manch einen Sanddorn-Fan eher begeistern als abschrek-
ken.

Mit neuen Züchtungsergebnissen (Frage: Ist ein dornenloser
Sanddorn vorstellbar?) und Pflanzen mit der Eigenschaft, daß
die Beeren sich durch Schütteln leichter von den Zweigen trennen lassen, werden sich mit Sicherheit auch die Erntemethoden
verändern und die Erträge steigern lassen. Die Qualität der Früch-

te darf aber nicht davon beeinträchtigt werden, das heißt, das Endprodukt müssen immer gefrostete lose einzelne Beeren (sog. „rollende Ware") sein, falls nicht – vor allem bei Temperaturen über 10°C – recht bald nach der Ernte und 2 bis 3 Stunden nach Trennung der Beeren von den Zweigen die frischen Früchte verarbeitet werden können. Nach Expertenmeinung besteht hier noch einiger Innovationsbedarf. So groß der Respekt auch ist, der allen bisherigen Sanddorn-Pionieren gebührt: Sie haben nur einen Anfang gemacht, grundlegende Lösungen stehen noch aus.

Sie sehen: Als Kulturpflanze macht es die Wildfrucht Sanddorn dem Menschen nicht gerade leicht – der Aufwand muß sich schon lohnen! Die Antwort darauf gibt das folgende Kapitel über die wertvollen Inhaltsstoffe des Sanddorns und die biologisch aktiven Substanzen im Sanddornöl.

Kapitel 6

VIEL MEHR ALS NUR VITAMIN C:

Neue Erkenntnisse über die Inhaltsstoffe des Sanddorns

Der Vitamin-Cocktail in der Sanddornbeere

Der hohe Vitamin-C-Gehalt, für den der Sanddorn besonders gerühmt wird, wurde im Eingangskapitel bereits ausführlich besprochen. Er wird hier daher nicht mehr im einzelnen dargestellt, wohl aber in seiner Synergiewirkung mit anderen Vitaminen. Vitamin C wird durch die in den Sanddornbeeren enthaltenen Bioflavonoide noch aktiviert. Außerdem sorgen sowohl ein niedriger pH-Wert zwischen 2,4 und 2,7 als auch das Fehlen des vitaminabbauenden Enzyms Ascorbinsäureoxidase dafür, daß der Vitamin-C-Gehalt selbst bei Lagerung lange konstant bleibt.

Die großen Schwankungen beim Gehalt von Vitamin C erklären sich in erster Linie aus den Herkunftsgebieten, aber auch aus den Züchtungszielen oder dem Erntezeitpunkt. Bei Wildpflanzen an der Küste und den asiatischen Sorten liegt er zwischen 50 und 400 mg/100 g, in den Alpen zwischen 500 und 900, vereinzelt sogar bis zu 1500 mg/100 g. Wenn Rohsäfte getestet werden, kommt man leicht auf über 2500 mg pro Liter – bei einer empfohlenen Tagesdosis von nicht einmal 100 mg eine optimale Vitamin-C-Quelle!

Allgemein wirken Vitamine für den Organismus als Biokatalysatoren: Sie ermöglichen den Auf- und Abbau der Nahrungsstoffe und damit die Stoffwechselerneuerung. Durch ihren reichen

Die wichtigsten Inhaltsstoffe des Sanddorns im Überblick

(die Angaben beziehen sich auf 100 g frische Früchte)

ca. 83 g Wasser
Trockensubstanz:
1,4- 2,8 g Eiweiß
5-8,5 g fettes Öl
7,64 g Kohlenhydrate
1,5-5,3 g Gesamtsäure

Vitamine (Angaben in mg auf 100 g)

wasserlösliche Vitamine:
Vitamin C (Ascorbinsäure): 50-900/1500 mg
B-Vitamine (jeweils unter 1 mg)
* Vitamin B1 (Thiamin)
* Vitamin B2 (Riboflavin)
* Vitamin B3 (Niacin)
* Vitamin B9 (Folsäure)
* Vitamin B12 (Cobalamin)

fettlösliche Vitamine:
Vitamin E (Tocopherole) 5-15 mg
Provitamin A (Beta-Carotin) 2-12 mg
* Carotinoide gesamt bis zu 20 mg

Flavonoide („Vitamin P") 75-100 mg

ungesättigte Fettsäuren („Vitamin F") 15,3 mg
* Palmitolein-, Olein-, Linol- und Linolensäure

Sterine (Beta-Sitosterin, Sigmasterin u.a.)
freie Aminosäuren (davon 67% essentiell)
biogene Amine (Betain und Cholin)
Phospholipide (Lecithin und Cephaelin)
Mineralstoffe und Spurenelemente
* Zink, Kupfer, Eisen, Kobalt,
Calzium, Kalium, Magnesium u.a.

Vitamin-Gehalt wird den Sanddornbeeren eine Vitaminmangel-krankheiten vorbeugende, abwehrsteigernde und allgemein to-nisierende Wirkung zugesprochen.

Insbesondere die Vitamine C und E sowie das Provitamin A (Beta-Carotin) sind außerdem Teil eines *antioxidativen Zellschutz-systems*. Das Netzwerk des Immunsystems mit seinen vielfältigen Wechselwirkungen versetzt den gesunden Organismus in die Lage, sowohl von außen eindringende Krankheitskeime abzuwehren als auch der Entartung körpereigener Zellen entgegenzuwirken. Eine zentrale Rolle bei der Körperabwehr spielen die Leukozyten, die zur Bekämpfung von Mikroorganismen bisweilen auch gezielt in-

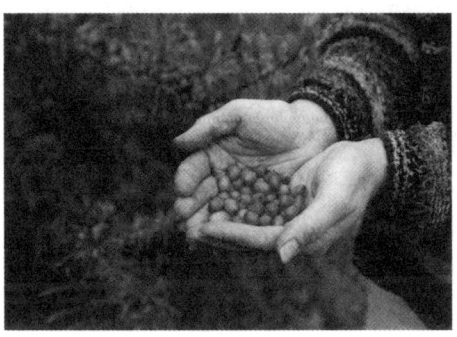

Schon in einer Handvoll Sanddornbeeren verbirgt sich geballte Vitamin-Power

stabile Sauerstoffmoleküle oder *freie Radikale* produzieren. Diese richten sich jedoch nicht immer nur gegen mikrobielle Eindring-linge, sondern können potentiell auch Zell- und Gewebestrukturen zerstören. Der Organismus hat dagegen zwar ein *antioxidatives Schutzsystem* ausgebildet (durch das Enzym Superoxiddismutase = SOD), doch können die körpereigenen Antioxidantien im Ver-lauf von Krankheitsprozessen oder durch Einwirkung von außen (z. B. UV-Strahlung) oft verbraucht werden, wodurch es dann zu Oxidationsvorgängen in den Zellfetten kommt.

Freie Radikale sind inzwischen fast in aller Munde — und dies zu Recht, denn es handelt sich bei ihnen um recht aggressive chemische Substanzen. *„Frei"* sind sie deshalb, weil sie durch mindestens ein ungepaartes Elektron gekennzeichnet sind. *„Radikal"* sind sie deshalb, weil sie dadurch besonders reaktionsfreudig sind und sich radikal die Freiheit nehmen, sich das ihnen fehlende Elektron von anderen Zellverbindungen in ihrer Nähe zu besorgen. Die betroffene Körperzelle, an die sie sich anheften, wird entweder zerstört oder sie entartet. Freie Radikale entstehen entweder durch Prozesse des Zellstoffwechsels oder gelangen von außen durch UV-Licht, Röntgen-, Mikrowellen- und radioaktive Strahlung, Abgase und Rauch mit der Luft, durch Medikamente und stark erhitzte Fette mit der Nahrung in den Körper.

Neben Enzymen (wie SOD) spielen die Vitamine C und E sowie das Provitamin A (Beta-Carotin) eine wichtige Rolle als Antioxidantien und Radikalenfänger. In der Verbindung als *ACE-Vitaminkomplex* entfaltet sich eine wirksame antioxidative Bremse gegen die durch Zigarettenrauch entstehenden freien Radikale. Außerdem hat der ACE-Vitaminkomplex als „Immunmodulator" eine sowohl stabilisierende als auch anregende Wirkung auf das Immunsystem, was sich äußert in
• einer verringerten Infektanfälligkeit
• einem Rückgang auch latenter Entzündungsprozesse
• schnellerer Rekonvaleszenz nach Virusinfekten
• der Vorbeugung von Tumorenwachstum.
Neuere Studien vor allem aus den USA haben eine nachweisbare Beziehung zwischen der Häufigkeit der Erkrankung an bestimmten Tumoren und der Aufnahme von Vitamin C/ACE nachweisen können. Sie vermindern krebserregende Stoffe und können bei an Krebs Erkrankten einen sehr günstigen Einfluß auf den Krankheitsverlauf nehmen.

Im Hinblick auf die *Haut* besitzen Vitamine allgemein die Fähigkeit, aufgrund ihrer biologisch wirksamen Eigenschaften den Schutzmechanismus der Haut zu erhöhen, kleine Hautveränderungen zu korrigieren und die hautpflegende Wirkung kosmetischer Präparate zu unterstützen. Unter anderem verbessern sie den Feuchtigkeitshaushalt der Haut und haben einen positiven Einfluß auf die Epithelisierung, also die Neubildung von Hautgewebe der obersten Zellschicht, sowie die Keratinisierung (Erneuerung der Hornschicht mit den an der Hautoberfläche abschilfernden Zellen). Sie bieten außerdem Schutz vor Photosensibilisierung und Sonnenallergien sowie den Auswirkungen der freien Radikale durch den Einfluß von UV-Licht.

Vitamin B 12 (Cobalamin)

Ebenso wie Vitamin C gehören die B-Vitamine zu den wasserlöslichen Vitaminen, das heißt, da sie nicht fettlöslich sind, kommen sie im Sanddorn*öl* nicht vor. In Werbeaussagen wird leider oft nicht deutlich genug zwischen Produkten aus der ganzen Sanddornbeere und solchen nur mit dem Öl unterschieden. Allenfalls durch eine geringe Restfeuchte von 0,3–0,4% sind minimale Anteile von Fruchtsäuren, also auch der Ascorbinsäure, im Öl möglich. Von einer werbewirksamen ACE-Komplexwirkung des Öls kann jedoch nicht die Rede sein – sofern nicht synthetisches Vitamin C zugesetzt wird, wie es die konventionelle Kosmetik sowie auch die Pharmaindustrie gelegentlich praktiziert. Zur Abrundung der Sanddorn-Naturkosmetik müßte demnach Vitamin C durch orale Zufuhr ergänzt werden.

Dasselbe betrifft auch das Vorkommen von Vitamin B12 in Sanddornöl. Strenge Vegetarier beispielsweise, die als Risikogruppe für Vitamin-B12-Mangel gelten, sollten sich von unklaren Werbeaussagen nicht irritieren lassen und sich an das Sanddorn-Saft-konzentrat halten, denn dieses kann aufgrund seines natürlich vor-liegenden Vitaminreichtums eventuellen Mangelerscheinungen tatsächlich vorbeugen helfen. Das gesamte Vitaminspektrum ist außerdem in getrocknetem Fruchtpulver aus der ganzen Sanddorn-beere enthalten, das zudem in risikofreien Vegi-Kapseln aus Cellu-lose angeboten wird, was beim Öl nicht möglich wäre.

Dabei ist die Entdeckung von Cobalamin oder Vitamin B 12 in der Samenschale des Sanddorns wirklich bemerkenswert. Hier mußte die Ernährungswissenschaft ziemlich umlernen, die noch bis vor kurzem die Auffassung vertrat, der Bedarf an Vitamin B12 sei ausschließlich über tierische Quellen, wie Milch, Fleisch und hier vor allem Leber zu decken. Durch die Symbiose mit dem Strahlenpilz Actinomycetes liegt in den Samenschalen des Sanddorns eine relativ hohe Konzentration an wirkungsaktivem Vitamin B12 vor.

Bei Cobalamin handelt es sich um ein lebenswichtiges Vit-amin, das eine wichtige Rolle für die Funktion der Bauchspei-cheldrüse und für die Produktion des Blutplasmas spielt. Ein Mangel daran kann zu gravierenden Blutbildstörungen führen, denn rote Blutkörperchen sowie die Schleimhautzellen des Ma-gen-Darm-Traktes werden nicht mehr in ausreichender Zahl ge-bildet. Als Folge davon treten in der Regel Anämie („Blutarmut"), eine herabgesetzte Immunabwehr sowie eine Neigung zu Ma-gen-Darm-Beschwerden auf, darunter sehr häufig eine gestörte Darmflora. Nicht nur hierbei, sondern auch bei Entzündungen und Funktionsstörungen der Bauchspeicheldrüse ist eine erhöh-te Zufuhr von Vitamin B12 therapeutisch empfohlen. Auch der Neigung zu Thrombosen und Arteriosklerose mit Schädigungen der Gefäßwände sowie der Senkung des Vitamin-B12-Gehalts im Körper durch die Einnahme der Pille kann durch Sanddorn begegnet werden.

Vitamin E

In Los Angeles, einer Stadt mit extremer Smog-Konzentration, stellten amerikanische Wissenschaftler bereits in den 70er Jahren fest, daß Vitamin E die Abwehrkräfte des Körpers unter großer Smog-Belastung in der Luft steigert, weil es die Zellatmung unterstützt. Neuere Studien bei uns haben dieselbe Wirkung von Sanddornöl vor allem in städtischen Ballungsgebieten bei erhöhter Ozonkonzentration in der Luft sowie anderen schädlichen Umwelteinflüssen ergeben.

Sanddorn enthält zwischen 5 und 15 mg/100 g, Sanddornöl sogar bis zu 200 mg/100 g Vitamin E, das auch als *Alpha-Tocopherol* bezeichnet wird. Als notwendige Tagesdosis für den Organismus werden 20–30 mg empfohlen. Der Bedarf an Vitamin E ist abhängig von der Aufnahme an ungesättigten Fettsäuren (Vitamin E kommt in pflanzlichen Ölen oft zusammen mit ungesättigten Fettsäuren vor), außerdem von der Qualität des in der Nahrung enthaltenen Proteins. Der allgemeine gesundheitliche Zustand und insbesondere die innersekretorische Drüsentätigkeit spielen ebenfalls eine Rolle.

Tocopherole gelten als Antioxidantien. Der hohe Vitamin-E-Gehalt macht Sanddornöl außerordentlich stabil, denn es besitzt damit eigene Schutzstoffe, die für die Erhaltung seiner Vitamine und Fettsäuren sorgen und oxidationsempfindliche Wirkstoffe vor der Inaktivierung durch Sauerstoff bewahren.

Im Organismus schützen Tocopherole die Lipide der Zellen und Gewebe ebenfalls vor Oxidation. Bei einem Vitamin-E-Mangel kann es zu einer Autooxidation dieser Zellfette kommen; durch dabei ausgelöste toxische Prozesse werden die Zellfunktionen gestört, was sogar zum Absterben von Zellen führen kann.

Schon 1959 unterstrich der rumänische Wissenschaftler K. I. Parchon, daß Vitamin E eine bedeutende Rolle bei der Verlangsamung des Alterungsprozesses spielt und eine ausreichende Zufuhr den allgemeinen Gesundheitszustand gerade auch älterer Menschen rapide verbessert.

Tocopherole sind zwar in vielen Nahrungsmitteln enthalten, jedoch meist nur in geringen Mengen von 1-2 mg/100 g, die den Tagesbedarf nur etwa zur Hälfte decken. Bedeutende Mengen sind dagegen in pflanzlichen Ölen enthalten, zum Beispiel in

• Sonnenblumenöl 60 mg/100 g
• Maisöl 100 mg/100 g
• Sojaöl 120 mg/100 g
• Sanddornöl 200 mg/100 g (!)

Bei einer Aufnahme von 30 g Pflanzenöl pro Tag erhält der Körper an Tocopherolen mit

• Sonnenblumenöl 18 mg
• Maisöl 30 mg
• Sojaöl 36 mg
• Sanddornöl 60 mg (!)

Alpha-Tocopherol als Schutz vor vorzeitiger Hautalterung

Nach neuesten wissenschaftlichen Untersuchungen gilt Vitamin E (Alpha-Tocopherol) als besonders aktiver Wirkstoff für die Haut und bietet – bei regelmäßiger Anwendung – einen hervorragenden Schutz vor vorzeitiger Hautalterung aufgrund von Umwelteinflüssen.

Das Bindegewebe bleibt gesund und kräftig, die Haut glatt und elastisch, die Zellerneuerung wird gefördert. Vor allem trokkene und leicht rissige, fett- und feuchtigkeitsarme Haut, die zu Atrophie oder krankhaften Erscheinungen neigt und besonders empfindlich gegenüber Sonneneinstrahlung ist, wird durch regelmäßige Versorgung mit Alpha-Tocopherol sichtlich aufblühen. Durch seine entzündungshemmenden Eigenschaften beschleunigt es außerdem die Neubildung des Zellgewebes bei Oberflächenwunden.

Mit seinen antioxidativen Eigenschaften schützt Alpha-Tocopherol die Haut

- durch eine Verbesserung des Hautoberflächenreliefs und Epithelisierung
- durch ein größeres Feuchthaltevermögen der Hornschicht und Keratinisierung
- durch eine erhöhte Enzymaktivität in der Haut:
  Das Enzym SOD (Superoxiddismutase) ist für den körpereigenen Schutz der Zellen vor aktivem Sauerstoff verantwortlich. Diese Schutzfunktion, die durch UV-Bestrahlung stark vermindert wird, kann durch Vitamin E als Radikalenfänger günstig beeinflußt werden.
- vor vorzeitiger Hautalterung durch UV-Bestrahlung:
  Durch Schutz vor Oxidation von Zellfetten werden Hautschäden durch die Zunahme von freien Radikalen verhindert.

Schließlich besitzt Alpha-Tocopherol eine ausgesprochene Schutzwirkung gegen Photosensibilisierung und Sonnenbrand:
- Bei einer Überempfindlichkeit der Haut wird die Entstehung von Hautrötungen deutlich verringert.
- Die schädlichen Einflüsse der UV-Strahlung werden ebenfalls deutlich verringert, wesentlich weniger Hautzellen werden geschädigt und zu sogenannten „Sonnenbrandzellen".

Diese Wirkungen lassen sich durch die Einnahme von Vitamin E sehr effektiv unterstützen:

- Der Lichtschutzfaktor erhöht sich:
  Wird Vitamin E 10 Tage vor Sonneneinwirkung regelmäßig eingenommen, verdoppelt sich der Lichtschutzfaktor des Sonnenschutzpräparates.
- In der Haut wird ein Schutzdepot aufgebaut:
  Wird Vitamin E über 10 Tage regelmäßig angewendet, erfolgt im Körper die biologische Umwandlung zu Alpha-Tocopherol.

Vitamin A und sein Provitamin Beta-Carotin

Beta-Carotin, eine wichtige natürliche Quelle für die Bildung von Vitamin A im Organismus, ist im Sanddorn in vergleichsweise ebenso großen Mengen wie Vitamin C vorhanden. Im Unterschied zu Vitamin A kann es unbedenklich auch in größeren Mengen aufgenommen werden, während überdosiertes Vitamin A toxische Wirkungen haben kann. Diese können sich in Symptomen wie Kopfschmerzen, Übelkeit, Erbrechen, Schwindelanfällen, Sehstörungen und unkontrollierten Bewegungsabläufen äußern. Diese Gefahr besteht jedoch nur, wenn Vitamin A in Tablettenform zu lange oder in zu großen Mengen eingenommen wird. Pflanzliche Carotinoide kann man dagegen beliebig aufnehmen. Ein Überschuß an Beta-Carotin lagert sich dagegen im Fettgewebe ab – was wir alle von der frischen Hautfarbe bei Babys kennen, die viel Karottensaft bekommen!

Beta-Carotin gehört zu den *Carotinoiden*, die vor allem den Pigmentkomplex bilden, der den Beeren ihre kräftig orangerote Farbe gibt. Den höchsten Anteil an ihnen hat Beta-Carotin; außerdem sind Zeaxanthin, Kryptoxanthin und Physalin enthalten.

Die Carotinoide

Die Carotinoide und andere Farbstoffe, wie die Flavonoide, werden zu den sogenannten *sekundären Pflanzenstoffen* gezählt. Neben Vitaminen, Mineral- und Ballaststoffen tragen sie dazu bei, das Krankheitsrisiko für eine ganze Reihe von typischen Zivilisationskrankheiten zu senken. Sie besitzen entzündungshemmende und immunregulierende Eigenschaften, indem sie die Aktivität der B- und T-Zellen steigern und dadurch die Infektanfälligkeit mindern. Außerdem haben sie eine antimikrobielle Wirkung, bieten also Schutz vor Pilzen, Bakterien und Viren. Sie wirken vorbeugend bei Herzinfarkten und auch bei den Folgeerscheinungen von Herz- und Gefäßkrankheiten.

Die fettlöslichen Carotinoide oxidieren rasch und können dadurch die Oxidation anderer Substanzen verhindern. Daraus erklärt sich ihre Schutzwirkung gegenüber der zellzerstörenden Wirkung von UV-Licht auf lichtempfindliche Zellen. Als Antioxidantien hemmen sie im Organismus die Oxidation von Zellfetten und verhindern das Überhandnehmen von freien Radikalen oder anderer schädigender Moleküle, wodurch ihnen auch eine antikanzerogene Wirkung zukommt. Besonders zu erwähnen ist ihre vorbeugende Wirkung gegen Krebs der Mundschleimhaut.

Beta-Carotin, das bekannteste und für uns wohl auch wichtigste Carotinoid, oft einfach nur als „Carotin" bezeichnet, ist in vielen Pflanzen vorhanden:

- in den Blättern versteckt neben Chlorophyll (was sichtbar wird, wenn sich die Blätter im Herbst rot und gelb färben)
- in den gelben und gelbroten Blüten
- in den Wurzeln der Mohrrübe, die danach „Karotte" genannt wird
- in den Früchten von Tomate, Aprikose, Papaya – und natürlich in den Sanddornbeeren.

Beta-Carotin hat eine physikalisch bedingte Fähigkeit zur Lichtabsorption und dadurch bei Pflanzen die Aufgabe, Lichtenergien aufzunehmen. Im menschlichen Organismus wird es in Vitamin A umgewandelt, sein Fehlen äußert sich in einem Prozeß der Entvitalisierung und Vertrocknung – besonders deutlich sichtbar an der *Haut* zu erkennen. Es besitzt eine wichtige Funktion für die Gesunderhaltung von Haut und Schleimhäuten, für die Stabilisierung von Haaren und Zähnen sowie die Stärkung des Sehvermögens. Vitamin A (Retinol) ist übrigens ein wichtiger Bestandteil des Sehpuprpurs in der Netzhaut (Retina) des Auges und unerläßlich für die Unterscheidung in Hell-Dunkel und für das Farbensehen. Erste Anzeichen für Mangelerscheinungen lassen sich daher auch durch Lichtempfindlichkeit und herabgesetzte Sehschärfe in der Dämmerung bis hin zu Nachtblindheit erkennen.

Der Bedarf an Vitamin A wird zu etwa 75% aus Beta-Carotin gedeckt. In der Sanddornbeere sind bis zu 12 mg, im Sanddornöl etwa 70 mg/100 g Beta-Carotin und insgesamt bis zu 200 mg/100 g Carotinoide enthalten. Wenn der Carotingehalt bei der sogar danach benannten Karotte nicht höher als 8 mg/100 g liegt, kann man leicht ermessen, wie wertvoll Sanddorn als natürliche Carotinquelle ist.

Als normale „Erhaltungsdosis" für Beta-Carotin werden pro Tag ca. 4 mg empfohlen. Besondere Belastungen können jedoch einen erhöhten Bedarf notwendig machen. Generell vertreten viele Mediziner und Ernährungswissenschaftler die Ansicht, daß heute ein ausgewogener Vitamin- und Mineralstoffhaushalt nicht mehr die Regel ist und folglich ein wesentlich höherer Nährstoffbedarf als noch vor einigen Jahrzehnten besteht. Die Zunahme der freien Radikale durch UV-Strahlen, Ozon, Umweltbelastungen, Pestizide und sträflich ausgelaugte Ackerböden tragen zu dieser Entwicklung bei, die den Stoffwechsel entgleisen läßt. Besonders gefährdet sind starke Raucher oder Menschen, die relativ viel Alkohol trinken, Leistungssportler und von „oxidativem Streß" gefährdete Personen; dies gilt beispielsweise auch für starke UV-Bestrahlungen im Urlaub am Meer oder im Gebirge. Auch Personen, die chronisch an Infekten leiden, viel am Computer arbeiten oder nachts Auto fahren, sowie schwangere und stillende Frauen müssen auf eine ausreichende Vitamin A/Carotin-Versorgung achten.

Starke Raucher, die regelmäßig mehr als ein Päckchen Zigaretten täglich rauchen, sollten keine Beta-Carotin-Präparate isoliert einnehmen, da sich dadurch das Lungenkrebs-Risiko erhöht. Nur gemeinsam mit den Vitaminen C und E, also im ACE-Komplex, kann sich die antioxidative Wirkung gegen die beim Rauchen entstehenden freien Radikalen entfalten. Starke Raucher sollten also viel Sanddorn, Möhren, Mandeln usw. verzehren, in denen natürliche Vitaminverbindungen vorliegen. Bei Einnahme von zusätzlichen Vitaminpräparaten sollte darauf geachtet werden, daß die Vitamine C und E und das Provitamin A in einem ausgewogenen Verhältnis vorhanden sind.

Beta-Carotin als Lichtschutzfaktor

Als sogenanntes „normalisierendes" Vitamin ist Vitamin A ein hochgelobter Wirkstoff gegen den Alterungsprozeß der Haut – vor allem auch dann, wenn die Haut durch UV-Strahlung austrocknet, faltig wird und vorzeitig altert. Es bietet gleichzeitig Zellschutz und unterstützt die Neubildung von Hautzellen, fördert die Enzymaktivität in der Haut (SOD), erhöht den Collagengehalt und verdickt die Epidermis. Vitamin A/Beta-Carotin schützt auch vor Umweltbelastung, z.B. durch Luftverschmutzung, vor Bakterien und Oxidationsschäden.

Besonders wertvoll für den Zusatz zu kosmetischen Pflegepräparaten und Sonnenschutzmitteln ist Beta-Carotin aufgrund
folgender Hautschutzqualitäten:

- Es besitzt UV-Filter-Eigenschaften mit Lichtschutzwirkung und
  verringert bei empfindlicher Haut die durch Lichteinwirkung
  hervorgerufenen Hautrötungen,
- wirkt in Synergie mit den Vitaminen C und E anregend auf
  die Kollagenbildung in der Haut und
- ist bei *oraler* Einnahme zusätzlich auch wirksam gegen bestimmte Formen der Sonnenallergie.

Beta-Carotin besitzt antioxidative Eigenschaften und verhindert
durch Oxidationsvorgänge ausgelöste Zellveränderungen. Es hat
dafür zwei Möglichkeiten:

- Beta-Carotin kann den durch UV-Licht entstehenden aktiven
  Sauerstoff *inaktivieren*. Damit verhindert es die Oxidation von
  Zellbestandteilen, die von einfachen Gewebeschäden bis hin
  zu krankhafte Mutationen auslösenden Prozessen führen kann.
- Durch UV-Licht können auch direkt freie Radikale gebildet
  werden und eine Oxidation von Fettsäuren in den Zellmembranen verursachen. Diese Kettenreaktion kann Beta-Carotin
  hemmen, es wird dabei allerdings verbraucht.

Neben seiner Eigenschaft als Radikalenfänger besitzt Beta-Carotin durch seine Fähigkeit zur Lichtabsorption *(siehe „Sterne weggucken", Seite 143 f.)* auch die Eigenschaft, sich im Unterhautfettgewebe und in der Hornschicht *(Stratum corneum)* der Haut
anzureichern, wodurch es einen Farbausgleich bei verschiedenen
Pigmentstörungen bewirken kann. Durch lokale Verschiebun-
gen bei der Pigmentbildung können grundsätzlich zwei Störungen auftreten, die durch längere Bestrahlung mit Sonnenlicht
besonders auffällig hervortreten:

- Durch Unterpigmentierung kommt es zu fleckigen Aufhellungen, beispielsweise bei *Vitiligo*, der sogenannten „Scheckhaut". Hier bewirkt Beta-Carotin in den schwach pigmentierten Bereichen – besonders nach Sonneneinwirkung – eine Farbangleichung.
- Durch Überpigmentierung werden diverse *Chloasmen* hervorgerufen: braune Hautflecke, Muttermale, „Leberflecke" und die bekannten Sommersprossen. Hier wird der Pigmentausgleich durch physikalischen Lichtschutz bewirkt.

Auch auf die *Hornhaut* des Auges scheinen Beta-Carotin und die anderen Carotinoide eine Schutzwirkung zu haben, wodurch die Entwicklung von grauem Star gehemmt wird. Laut Untersuchungen in China konnte eine 40%ige Verringerung von grauem Star durch die Therapie mit Sanddornöl erzielt werden.

Flavonoide („Vitamin P")

Wie die Carotinoide sind auch die Flavonoide natürliche (gelbe) Farbstoffe und stärken die lichten Gelbkräfte im Organismus. Sie gehören zu den Phenolen, in der Sanddornbeere sind unter anderem Quercetin, Kämpferol, Isorhamnetin und Myricetin enthalten. Als Bio-Antioxidantien verfügen sie über ein ausgesprochen breites Wirkungsspektrum, wirken entzündungshemmend, stärken das Immunsystem und sorgen für Zellschutz – auch gegenüber Radioaktivität. Bioflavonoide sind mächtige Radikalenfänger, die innerhalb kurzer Zeit vom Organismus aufgenommen werden und deren Schutzwirkung bis zu 72 Stunden anhält. Sie verstärken durch Synergie-Effekt die antioxidativen Wirkungen der ACE-Vitamine im Sanddorn und erhöhen dadurch deren Zellschutzfunktionen.

Bioflavonoide stärken Herz, Venen und Arterien, verbessern die Fließeigenschaften des Blutes und damit die gesamte Blutzirkulation, schützen vor Sauerstoffmangel im Herzmuskel, beugen koronarer Herzkrankheit, Thrombosen und Infarkten vor, beschleunigen den Cholesterinabbau an den Gefäßwänden und senken damit das Blutfett, wozu auch Phytosterine und biogene Amine beitragen. Außerdem stärken sie die Immunabwehr, verbessern die Versorgung der Hautzellen und machen die Haut geschmeidig, vermindern allergische Reaktionen und entzündliche Prozesse und vieles mehr.

• *Die Flavonglykoside wurden früher als „Vitamin P" bezeichnet, doch fehlt ihnen zum Vitamin die Voraussetzung, als Nährstoffe aus dem Darm resorbiert werden zu können, so daß sie heute als „Bioflavonoide" bezeichnet werden.*

Sterine

Bei Sterinen handelt es sich um biologisch aktive Substanzen (BAS), die sowohl in tierischen Fetten (wie das berühmt-berüchtigte *Cholesterin)* als auch in pflanzlichen Ölen vorkommen.

Der Steringehalt in pflanzlichen Ölen ist sehr unterschiedlich:

• Sojaöl 150-180 mg
• Sonnenblumenöl bis zu 300 mg
• Olivenöl 230-310 mg
• Maisöl 580-1000 mg

Aus dem hohen Steringehalt des Maisöls erklärt sich wahrscheinlich seine vielgerühmte Wirksamkeit bei der Vorbeugung und Heilung von Arteriosklerose.

Während tierische Fette die Entwicklung von „Arterienverkalkung" (Arteriosklerose) begünstigen, haben pflanzliche Öle eine ausgesprochen antisklerotische Wirkung. Sie sind an der Normalisierung des Fett- und Cholesterin-Stoffwechsels beteiligt. Phytosterine sorgen dafür, daß weniger Nahrungscholesterin im Darm resorbiert wird und verhindern die Erhöhung des Cholesterinspiegels im Blut, indem sie mit Cholesterin einen unlöslichen Komplex bilden, der aus dem Organismus ausgeschieden wird. **Das Beste:** Sanddornöl enthält als Super-BAS 2400-2600 mg/100 g Sterine, davon 62,3/100 g Beta-Sitosterin!

Sanddorn enthält ca. 15 bisher entdeckte Mineralien und Spurenelemente, darunter Zink, Kupfer, Kobalt, Eisen, Magnesium, Calzium und Kalium. Generell erfüllen die Spurenelemente eine wichtige biologische Rolle aufgrund ihrer Eigenschaft als Katalysatoren für bestimmte Reaktionen im menschlichen Organismus.

Beim Sanddorn konnte eine sehr hohe Fähigkeit zur Speicherung von Mikroelementen festgestellt werden. Als man beispielsweise den Gehalt an Zink, Kupfer und Kobalt in den Beeren untersuchte, zeigte sich, daß dieser weitaus höher war als die entsprechenden Werte in dem Boden, wo der Sanddorn angebaut wurde. Dies weist darauf hin, daß Sanddorn diese Substanzen konzentrieren kann. Wenn wir uns an ihre biologische Funktion erinnern, dann leisten auch die Spurenelemente im Sanddornöl einen wichtigen Beitrag zur Regenerierung des Gewebes und zur Normalisierung des gesamten Stoffwechsels.

Die ungesättigten Fettsäuren („Vitamin F")

Über ungesättigte Fettsäuren ist in den letzten Jahren viel gesprochen und auch geschrieben worden; auf entsprechende Veröffentlichungen sei hiermit hingewiesen *(siehe auch Literaturaus-*

wahl). Dies betrifft nicht nur ihre Rolle für die Ernährung, sondern auch ihre Bedeutung als „Nahrungsergänzung" mit vielfältigen Heilwirkungen, wofür besonders Schwarzkümmelöl, Nachtkerzen- und Borretschsamenöl zu nennen sind. Sie alle enthalten – ebenso wie Sanddornöl – auch mehrfach oder hochungesättigte Fettsäuren, wie die Linol- und Linolensäure, die als *essentielle Fettsäuren* bezeichnet werden: Sie sind lebenswichtig, und sie müssen dem Körper mit der Nahrung zugeführt werden, da sie vom Organismus nicht durch Biosynthese aufgebaut werden können. Beim Sanddorn-Kernöl ist als Besonderheit das Vorkommen der Alpha-Linolensäure zu erwähnen, die zu den in pflanzlichen Quellen nur selten vorhandenen Omega-3-Fetsäuren gehört.

Nach anthroposophischer Betrachtungsweise sind hochungesättigte essentielle Fettsäuren Ausdruck für ein Überwiegen von kosmischen gegenüber erdgebundenen, also „gesättigten" Kräften. Am Erscheinungsprinzip des Sanddorns können wir dieses Prinzip unschwer ablesen. Pflanzliche Öle haben einen sehr hohen Brennwert, der aus Sonnenlicht und verinnerlichter Wärme hervorgeht. In Regionen mit starker Wärmewirkung, wie den Tropen, bilden Pflanzen eher gesättigte Fette. In sehr kalten Regionen oder in Höhenlagen liegt dagegen eine stärkere Lichtwirkung vor. Das Öl im Fruchtfleisch des Sanddorns zeigt den Einfluß der Wärmekräfte, während die hochungesättigten Öle im Kern die Lichtkräfte verinnerlicht haben.

Ungesättigte Fettsäuren gehören zu den Vitalbausteinen der Zellen. Sie regulieren die Zellatmung und spielen eine wirklich essentielle Rolle im gesamten Stoffwechsel. Wie die weiter oben bereits erwähnten Phytosterine sorgen sie für die Umwandlung der zumeist aus tierischen Nahrungsquellen stammenden gesättigten Fettsäuren, wirken der Ablagerung von überschüssigen Fetten im Gewebe entgegen und senken den Cholesterinspiegel im Blut. Ein Mangel an ihnen kann in der Entwicklungsphase Wachstumshemmungen verursachen, führt aber auch zur Austrocknung der Haut, zu Schuppenbildung und der Neigung zu Ausschlägen und Ekzemen.

Ungesättigte Fettsäuren haben einen heilenden Einfluß bei Ekzemen und Trockenheit von Haut und Haar. Sie machen die Haut geschmeidig, fördern die Zellerneuerung und verlangsamen sichtbar den Alterungsprozeß der Haut. Außerdem zeigen sie gute Erfolge bei der Wundheilung (Granulation) und Verhornung (Hyperkeratosen). Als Besonderheit beim Sanddorn ist die hohe Konzentration der Palmitoleinsäure im Fruchtfleischöl mit ihren ausgesprochen hautfreundlichen Eigenschaften hervorzuheben.

Ungesättigte Fettsäuren und Phytosterine, Tocopherole und Carotinoide – diese kraftvolle Mischung bereits einzeln sehr wirksamer Inhaltsstoffe ist zwar auch schon im Fruchtsaft, aber in besonderer Konzentration natürlich im Sanddornöl enthalten. Heute ist dieses Öl auf dem bestem Wege dahin, als das wichtigste, aus der Sanddornbeere zu gewinnende Produkt angesehen zu werden. Richtiger müßte man sogar von *Ölen* sprechen, wie wir im folgenden Kapitel sehen werden.

Kapitel 7

DIE HOCHKARÄTIGEN SANDDORNÖLE

Die Sanddornöle müßten strenggenommen „Sanddornbeerenöle" heißen. Sie kommen im Augenblick vorwiegend noch aus Rußland, der Mongolei und China, den Ländern mit den größten natürlichen Sanddorn-Vorkommen und der längsten Erfahrung mit Sanddorn. Sowohl durch die Arten als auch die Gewinnungsmethoden gibt es hier erhebliche Unterschiede.

Fette und Öle liegen bei Pflanzen zumeist in den Kernen und Samen vor. Nur wenige Pflanzen, dazu gehören Olive und Paprika, sind in der Lage dazu, auch ihr Fruchtfleisch mit Öl zu durchsetzen. Wilhelm Pelikan sieht in dieser Fähigkeit eine ganz ungewöhnliche Leistung, die auch „von dem besonders starken Einsaugen kosmischer Licht-Wärme-Kräfte" des Sanddorns zeugt. Das hochungesättigte Öl aus den Kernen, das vor allem die Lichtkräfte speichert, regt besonders die Stoffwechselprozesse der Haut an. Das stärker gesättigte Fruchtfleischöl, das die Wärmekräfte eingefangen hat, wirkt schützend, wärmend und einhüllend. Außerdem wird die Schale der Beeren von Wachsen umgeben, die eine noch stärker umhüllende und schützende Wirkung haben.

Die Bildung von Fetten, die der Pflanze als Energie- und Reservestoffe dienen, beginnt erst eine gewisse Zeit nach der Befruchtung. Am Ende der Fruchtreifung sind die Öltröpfchen aus den großen Parenchymzellen des Fruchtfleischs in den Saft gelangt. Der Zeitpunkt der höchsten Ölanreicherung wird durch Sorte, Wachstumsdauer und klimatische Entwicklung bestimmt.

Die Festlegung des besten Erntezeitpunktes, der für die Beeren etwas später als für die Samen liegt, ist daher wichtig.

Sanddornöl in jeder Form
- hat antibakterielle und entzündungshemmende sowie cholesterin- und blutdrucksenkende Eigenschaften,
- wird medizinisch verwendet für die *Haut* bei: infizierten Wunden, Geschwüren, Ekzemen, Dermatosen,
- für die *Schleimhaut* bei: Entzündungen von Mund, Kehlkopf, Magen und Darm, Vagina, Gebärmutter, Anus
- sowie für Präparate gegen Herzerkrankungen, Diabetes und Krebs.

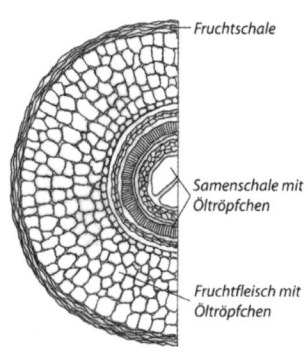

Sanddornfrucht im Querschnitt mit Lokalisierung der Öltröpfchen (nach Bat 1990)

Bei der Mengenangabe der Inhaltsstoffe des Sanddornöls fallen immer wieder beträchtliche Schwankungen auf, die sich aus den bereits bekannten Faktoren von Standort, Züchtungsziel und Erntezeitpunkt erklären lassen. Bei den asiatischen Sorten wird traditionell größerer Wert auf den Ölgehalt als auf den Gehalt an Vitamin C gelegt. In der Altai-Region ist beispielsweise durch eine späte Ernte im November, wenn schon Dauerfrost herrscht und sich die Beeren durch Abschlagen vom Strauch leichter ernten lassen, der Gehalt an Öl und Beta-Carotin doppelt so hoch wie bei der botanischen Reife Ende August/Anfang September.

Der Gehalt an fettem Öl liegt bei 5–8,5% (bei asiatischen Sorten auch höher) und im Kernöl bei mindestens 12% bis zu 16%. Es besteht aus den Glyceriden verschiedener gesättigter, aber vor allem ungesättigter und essentieller Fettsäuren sowie den sogenannten *unverseifbaren Anteilen* als Fettbegleitstoffen.

Diese bezeichnen Stoffe, die in Fett löslich sind, nach der Verseifung des Fettes löslich bleiben und mit Lösungsmitteln extrahiert werden können. Dazu gehören fettlösliche Vitamine, Sterine, Kohlenwasserstoffe u.a. Der unverseifbare Anteil des Sanddornöls erklärt sowohl seine hohe biologische Aktivität als auch seine große Stabilität gegenüber oxidativem Fettverderb.

Inhaltsstoffe des Sanddorn-Öls (Spektrum)

freie (Fett) Säuren	18–25	%	
Fettsäure-Methylether	5–10	%	
Fette (Öle)	65–75	%	
unverseifbarer Anteil	1,5–4,8	%	davon
* Kohlenwasserstoffe	0,5–0,9	%	
* Wachse (Schalen)	0,5–1	%	
* Carotinoide	0,4–0,6	%	
* Tocopherole	0,3–0,5	%	
* Sterine	0,5–1	%	
* Triterpenole	0,3–0,9	%	

Strenggenommen gibt es drei Arten von Sanddornöl, nämlich Fruchtfleischöl, Kernöl und Tresteröl (Sanddornöl-Gesamtmischung), die auch unterschiedlich gewonnen werden. Da sich diese in den Inhaltsstoffen, vor allem im *Fettsäurespektrum*, erheblich voneinander unterscheiden, soll zunächst dargestellt werden, mittels welcher Methoden man diese Öle erhält.

Wie das Öl aus den Früchten gewonnen wird

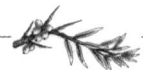

Ostpreußische Sanddornöl-Herstellung zu Hause

Eugenia G., unsere rußlanddeutsche Apothekerin, hat bereits auf Seite 68 erzählt, wie sie sich aus selbstgesammelten Beeren Sanddornsaft gepreßt hat. Nun beschreibt sie zwei Methoden, wie sie zu Hause aus den Preßrückständen Öl zubereitet hat:

In jedem Fall wird die ausgepreßte Masse zunächst einmal auf Tüchern oder Sieben ausgebreitet und gründlich getrocknet.

- *Bei der **kalten Methode** wird sie mit Öl begossen (gebräuchlich war Sonnenblumenöl; Eugenia bevorzugte Olivenöl, was allerdings oft nicht erhältlich war) und etwa zwei Wochen stehengelassen, danach abgeseiht.*

- *Bei der **warmen Methode** wird in der gleichen Weise verfahren, das Ganze aber dann etwa zwei Tage lang im Wasserbad bei nicht zu großer Hitze gleichmäßig warm gehalten. Diese Vorgehensweise mag zwar komplizierter sein, ergibt jedoch einen größeren Ertrag an Öl.*

Unsere Gewährsfrau berichtet, daß dieses Sanddornöl als Hausmittel bei offenen Wunden und Verbrennungen, auch bei offenen Beinen entweder direkt aufgetragen oder aber in Form von aufgelegten Umschlägen und Kompressen verwendet wurde. Innerlich wurde es vor allem bei heftigeren Magensymptomen eingenommen, gegen die der schmackhaftere Saft nicht mehr ankam.

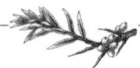

Mazeration

Das hier beschriebene Hausrezept ist auch die herkömmlichste traditionelle Methode für die Ölgewinnung in Rußland und der Mongolei. Bei dieser Mazeration (oder Diffusion) werden zumeist die getrockneten Beeren, also nicht nur die Preßrückstände, mit einem anderen Pflanzenöl angesetzt, wodurch die Inhaltsstoffe herausgezogen werden. In Rußland wird dafür bevorzugt Sonnenblumenöl verwendet, das oft aber auf 50-65°C erhitzt wird, denn dies beschleunigt das Verfahren und erhöht den Ertrag. Bei dieser Vorgehensweise erhält man allerdings ein Ölgemisch – oder, unter einem anderen Blickwinkel betrachtet, eine verträgliche Streckung des wertvollen und zudem sehr farbintensiven reinen Sanddornöls.

In Rußland und der Mongolei wurde auch die technische Perfektionierung der Extraktion von Sanddornöl mittels Sonnenblumenöl aus getrockneten Trestern versucht. Die Nachteile, daß bei diesem Verfahren

- Fruchtfleischöl nicht rein und vollständig zu gewinnen ist,
- Kernöl gar nicht zu gewinnen ist, weil das Sonnenblumenöl nicht durch die sehr harte Samenhülle eindringen kann und der Kern daher *aufgepreßt* werden muß und
- das Sonnenblumenöl nach der Extraktion nicht völlig entfernt werden kann,

konnten bisher jedoch noch nicht beseitigt werden.

Kaltpressung

Eine andere traditionelle und schonende Methode ist die Kaltpressung aus den getrockneten Beeren oder aus dem Trester, wenn vorher Saft ausgepreßt wurde. In den getrockneten Beeren beträgt der Ölgehalt zwar zwischen 12 und 25%, jedoch kann nur ein bestimmter Anteil des Öls daraus gewonnen werden; die Ausbeute ist beispielsweise wesentlich geringer als bei der Zentrifugation oder der modernen Extraktion mit Kohlendioxid. Trocknung und Pressung sind außerdem sehr aufwendig, da man sowohl hohe Temperaturen als auch starken Druck vermeiden muß, damit es durch Hitze und Luftsauerstoff nicht zu Veränderungen in den Doppelbindungen der reaktionsfreudigen Fettsäuren kommt. Im Prinzip kann mittels dieser Methode aber ein unverdünntes Öl ohne Zusätze gewonnen werden, dem kaltgepreßten „Jungfernöl" aus Oliven vergleichbar, das höchsten Verbrauchermaßstäben genügt.

Um reines Kernöl zu erhalten, müssen die Kerne durch eine sogenannte „Windsichte" von den Schalen und Fruchtfleischresten des getrockneten Tresters „gesichtet", also getrennt werden. Dieses Verfahren ist in etwa damit vergleichbar, wie der Mähdrescher die Spreu vom Weizen trennt. Die Pressung der Kerne erfolgt dann mit der Schneckenpresse.

Zentrifugation

Die beiden bisher beschriebenen Methoden genügen nicht unbedingt mehr den heutigen Ansprüchen an technische Perfektion und wohl auch Effektivität. Ein weiterer Fortschritt ist hier die Ölgewinnung durch Zentrifugieren aus dem Preßsaft, wobei gewöhnlich immer noch ein Restölgehalt als Trub oder „Rahm" im Saft zurückbleibt. Ursprünglich galt das bei diesem Verfahren gewonnene Öl auch eher als Nebenprodukt bei der Saftherstellung, bei der man bekanntlich ja um Trubstabilität bemüht ist.

Aus frischen (oder aufgetauten) zerkleinerten Sanddornbeeren, die in der Pack- oder Korbpresse gepreßt werden, entsteht der sogenannte „Ober", der alle Inhaltsstoffe enthält. Er ist von wäßriger püreeartiger Konsistenz und wird unter Nutzung der Schwerkraft zentrifugiert: Die festen Teile aus Fruchtfleisch und Holz sinken als „Pellets" nach unten ab; das Gros des flüssigen Anteils, der Saft, bleibt in der Mitte; und das Öl geht, zusammen mit den Schalenwachsen, nach oben. Es muß danach noch filtriert werden.

Durch die Abtrennung des Öls aus dem Preßsaft beim Zentrifugieren erhält man reines natives Fruchtfleischöl, wie es im Zellverband der Pflanze vorliegt. Die Schwierigkeiten, das Öl sowohl aus dem Saft als auch aus dem Trester völlig abzutrennen, konnten mittlerweile gelöst werden, wie bei den im Schlußkapitel angesprochenen Zukunftsperspektiven nachzulesen ist. Nur das Öl aus den hartschaligen Kernen muß auch weiterhin durch Pressung oder Extraktion gewonnen werden.

Extraktion

Die Extraktion wird zumeist aus den Preßrückständen nach der Saftgewinnung durchgeführt. Auch wenn beim Pressen ein großer Teil des Fruchtfleischs in den Saft gelangt, bleibt ein erheblicher Teil des Öls in den Preßrückständen (Fruchtfleischreste, Schalen, Kerne); im Trester ist mehr Öl als im Preßsaft vorhanden. Für die Ölgewinnung muß der Trester aus verarbeitungstechnischen Gründen möglichst holzfrei anfallen und vor der Extraktion des Öls bis auf einen Restwassergehalt von 5-7% getrocknet werden.

Für die Extraktion wird grundsätzlich ein Lösungsmittel benötigt. Die Ölgewinnung aus dem Trester ist mit ökonomisch vertretbarem Aufwand (und im Unterschied zur Pressung) nur auf diese Weise möglich. In den letzten Jahrzehnten sind an die Stelle der bei der traditionellen *Mazeration* verwendeten Pflanzenöle organische Lösungsmittel, wie Hexan und Chlorkohlenwasserstoffe, aber auch Kältemittel und Flüssiggas getreten. Dadurch kann „reines", das heißt, nicht mit einem anderen Speiseöl gestrecktes Sanddornöl gewonnen werden, wodurch sich auch der relative Gehalt an Carotinoiden und Tocopherolen erhöht.

Es empfiehlt sich die Gewinnung von reinem Fruchtfleisch-und Kernöl, beides wird aus Gründen der Stabilität oft aber wieder miteinander vermischt.

Das aufgrund seiner Zusammensetzung instabilere Kernöl kann durch das stabilere Fruchtfleischöl auf natürliche Weise stabilisiert und dadurch weniger oxidationsanfällig gemacht werden. Durch Oxidation können nicht nur wertvolle Inhaltsstoffe verlorengehen, sondern kosmetische Präparate mit ranzigen Bestandteilen wirken ausgesprochen hautreizend. Im Rancimat-Test bei 110°C und 20 l Luft/pro Stunde kann frisches Fruchtfleischöl über 50 Stunden stabil bleiben, während Kernöl das oft nicht mal eine Stunde schafft.

Sanddorn-Fruchtfleischöl ist ein biologisches Antioxidans mit den Vorteilen

- pharmakologisch unbedenklich zu sein
- ein natürlicher Rohstoff mit ökologischen und ökonomischen Vorteilen zu sein
- für kosmetische Präparate den Vorzug zu haben, daß sich sowohl die Fettsäurezusammensetzung als auch die Farbgebung variabel bestimmen lassen.

Die Extraktion mit *Hexan* oder Petrolether ist inzwischen zu Recht umstritten. Sie macht eine starke Erhitzung notwendig, und das Lösungsmittel muß später nochmals vom Sanddornöl getrennt werden. Früher wußte man es nicht besser, doch mittlerweile ist Kohlendioxid als Lösungsmittel entdeckt worden.

Bei der *CO_2-Extraktion* wird die Beerenmasse mit Kohlendioxid „im überkritischen Bereich" überflutet, das unter hohem Dampfdruck flüssig wird und alle festen Substanzen aus den Beeren herauslöst. Aus dem Fruchtfleisch können ca. 12,5%, aus den gesichteten Kernen etwa 8% Lipide abgetrennt werden. Bei diesem Extraktionsverfahren, das sich gegenüber anderen weitgehend durchgesetzt hat, muß das Öl anschließend nicht mehr raffiniert werden. In jedem Fall stellt es eine bessere Lösung als die Hexan-Extraktion dar. Zwischen Puristen und Pragmatikern gibt es zwar eine Grundsatzdiskussion über Pro und Contra der CO_2-Extraktion, bisher jedoch haben pharmakologische Tests bei gepreßtem und extrahiertem Sanddornöl in etwa die gleiche Wirksamkeit nachgewiesen.

Die verschiedenen Sorten von Sanddornöl

- Durch Kaltpressung oder Zentrifugieren des Rohpreßsaftes wird *Fruchtfleischöl* gewonnen.
- Durch Trennung der Kerne vom Fruchtfleisch und anschließende Pressung oder Extraktion erhält man *Kernöl*.
- Durch Extraktion mit einem Lösungsmittel erhält man aus den Preßrückständen *Tresteröl*: das eigentliche *Sanddornöl*. Eine Variation davon stellt das sogenannte *Vollöl* dar.

Sanddorn-Fruchtfleischöl

Sanddorn-Fruchtfleischöl wird von vielen „Sanddorn-Fans" ausdrücklich favorisiert. Es ist dünnflüssig und von kräftig orangeroter Farbe. Es riecht und schmeckt typisch nach Sanddorn. Von den Fettsäuren sind etwa 35% gesättigt (durch den hohen Anteil an Palmitinsäure), 58% einfach ungesättigt (vor allem durch Palmitolein- und Ölsäure) und 7% mehrfach ungesättigt (durch Linol- und Linolensäure).

Die einfach ungesättigte *Palmitoleinsäure* (C 16:1) ist in fast allen anderen Pflanzenölen – mit der Ausnahme von Makadamia-Nußöl – überhaupt nicht oder nur in Spuren vorhanden. Beim Sanddorn ist sie im Fruchtfleisch und in der Beerenhaut am stärksten konzentriert. Im Fruchtfleischöl beträgt ihr Anteil 35%, im Kernöl ist sie dagegen nur mit einem Anteil von unter 2% enthalten. Da sie auch eine Komponente unseres Hautfettes in den oberen Schichten bildet, wird sie sehr gut vom Körper aufgenommen und ist hervorragend dafür geeignet, die Wundheilung und Epithelisierung zu unterstützen sowie gesundes Gewebe wiederherzustellen. Aufgrund seiner großen Farbintensität ist Fruchtfleischöl besonders gut dafür geeignet, in einer Konzentration zwischen 1-5% in hautpflegenden Präparaten eingesetzt zu werden, als Verschnitt (zum Beispiel Oblepichanol aus dem Altai) bis zu 10% in Neutralöl, das dann weiterverarbeitet wird. Der hohe Gehalt an Carotinoiden bietet der Haut zudem einen besonderen Lichtschutz. Die große Oxidationsstabilität des Fruchtfleischöls sollte es davor bewahren, *entfärbt* zu werden. Nicht nur für kosmetische Präparate, sondern auch für Lebensmittel ist es ein hervorragendes natürliches Antioxidans.

Das Fruchtfleischöl weist auch einen vergleichsweise höheren Gehalt an Beta-Carotin und Alpha-Tocopherol (Vitamin E) auf, die in besonderem Maße an der antioxidativen Wirkung beteiligt sind. So erwies es sich bei Rancimat-Messungen sogar stabiler als Jojobaöl gegenüber oxidativem Verderb. Der Gesamtanteil der Carotinoide liegt bei 378 mg/100 g. Die Tocopherole machen im Fruchtfleischöl 330,4 mg aus, davon mehr als die Hälfte Alpha-Tocopherol. Der geringere Gehalt an diesen beiden wichtigen Antioxidantien im Kernöl läßt sich möglicherweise auch durch die Unterschiede im Fettsäurespektrum erklären. Durch seine hochungesättigten und damit sehr reaktionsfreudigen Fettsäuren und durch den geringeren Carotin-Gehalt ist das Kernöl wesentlich instabiler.

Sanddorn-Kernöl

Das Kernöl ist dünnflüssig und von hellerer gelbroter Farbe. Dies erklärt sich daraus, daß es „nur" 38,1 mg/100 g Carotinoide enthält. Ihm fehlt auch der typische Sanddorngeruch. Es enthält nur etwa 11% gesättigte, aber 89% ungesättigte Fettsäuren. In dieser Hinsicht können nur wenige Pflanzenöle, wie Sesam- und Leinöl, dem Kernöl das Wasser reichen. Übertroffen wird es höchstens noch von Jojobaöl, das aber eigentlich ein pflanzliches Wachs ist und zudem zu 86,5% *einfach* ungesättigte Fettsäuren hat.

Der Anteil der essentiellen Fettsäuren beträgt beim Kernöl mindestens 68%, davon 35% Linolsäure (C 18:2) und 33% Linolensäure (C 18:3). Auch dieser Wert wird nur von wenigen Pflanzenölen erreicht, beispielsweise von Leinöl (65–70%), und nur von dem relativ neuentdeckten Nachtkerzenöl mit 81% übertroffen. Er liegt etwa zehnmal höher als im Sanddorn-Fruchtfleischöl.

Was die starke Konzentration der seltenen Palmitoleinsäure für das Fruchtfleischöl bedeutet, ist für das Kernöl der hohe Gehalt von über 30% an *Alpha*-Linolensäure, die zu den Omega-*3*-Fettsäuren gehört. In unserer westlichen Ernährung dominieren die mehrfach ungesättigten Omega-6-Fettsäuren, zum Beispiel die in Sonnenblumen- und Distelöl enthaltene Linolsäure. Auch die in Nachtkerzen-, Borretsch- und Schwarzkümmelöl enthaltene Gamma-Linolensäure sowie die in Fleisch und Eiern vorkommende Arachidonsäure gehören zu den Omega-6-Fettsäuren. Nach den neuesten Referenzwerten der Deutschen Gesellschaft für Ernährung sollte das Verhältnis der Zufuhr von Omega-6- zu Omega-3-Fettsäuren **weniger als 5:1** betragen. Omega-3-Fettsäuren kommen fast ausschließlich in ölhaltigem Meeresfisch vor. Wir führen uns davon im Durchschnitt täglich nur 2 mg zu, während der Verbrauch bei Grönlandeskimos und japanischen Fischern bei mehr als 10 g pro Tag liegt. Unter diesen Bevölkerungsgruppen sind daher wesentlich weniger „Zivilisationskrankheiten" zu beobachten, wozu außer Herz- und Gefäßerkrankungen auch Polyarthritis, Psoriasis und bestimmte Autoimmunkrankheiten gehören. Wer sich für Fischöl trotz seiner gesundheitlichen Vorteile nicht begeistern kann, wird wohl gerne auf Omega-3-Fettsäuren aus pflanzlichen Quellen, wie Leinsamen-, Raps- und Sanddornöl, zurückgreifen.

Das Kernöl besitzt auch den höchsten Gehalt an Sterinen. Durch den hohen Anteil an essentiellen Fettsäuren in Verbindung mit den Sterinen und Tocopherolen wird dem Kernöl von einigen Experten bei bestimmten Indikationen eine größere biologische Aktivität und, bislang noch nicht schlüssig nachgewiesene, medizinische Wirksamkeit als dem Fruchtfleischöl nachgesagt. Andererseits ist es durch seine, mit Hitze und hohem Druck verbundene Gewinnungsmethode und die durch das Fettsäurespektrum bedingte Instabilität aber noch auf dem Prüfstand.

Sanddornöl aus dem Trester

Wird Sanddornöl, wie es häufig der Fall ist, durch Extraktion aus dem Trester hergestellt, handelt es sich um eine Mischung aus Fruchtfleisch- und Kernöl. Die traditionelle Mazeration mit einem anderen Pflanzenöl wurde durch Extraktion mit Hexan und zunehmend durch die vorteilhaftere CO_2-Extraktion abgelöst. Aus dem Trester gewonnenes Sanddornöl ist dünnflüssig, von fast dunkelroter Farbe und hat einen leichten Fruchtgeruch nach Sanddorn.

Das Tresteröl nimmt in seinen Fettkennzahlen eine Zwischenstellung zwischen Fruchtfleisch- und Kernöl ein, und im entsprechenden Verhältnis sind auch die gesättigten und ungesättigten Fettsäuren verteilt. Mit dem Hauptanteil von 23,5% an

Palmitinsäure erreichen die gesättigten Fettsäuren insgesamt etwa 26%. Die ungesättigten Fettsäuren machen die restlichen 74% aus. Die hautfreundliche Palmitoleinsäure kommt mit etwa 21% vor, wird aber durch die Oleinsäure noch übertroffen, die hier mit 25% den höchsten Gehalt in allen Sanddornölen hat. Linol- und Linolensäure können einen Anteil von bis zu 28% an essentiellen Fettsäuren erreichen.

Durch die bei diesem Verfahren mit extrahierten Schalenwachse hat Tresteröl den höchsten unverseifbaren Anteil, besitzt allerdings im Vergleich zum Fruchtfleischöl mit 280 mg/100 g etwas weniger Tocopherole und mit 210 mg/100 g deutlich weniger Carotinoide.

Die Methode, Sanddorn-Fruchtfleischöl und Sanddorn-Kernöl zwar getrennt zu gewinnen, aber dann zu mischen, hat den Vorteil, daß man damit ein, im Sinne der Pflanze ganzheitliches Öl enthält. Eine überzeugende Variation des Tresteröls ist das sogenannte **Vollöl**, das in Demeter-Qualität aus der Toscana stammt. Nach der ersten Kaltpressung der Sanddornbeeren werden die Preßrückstände mit viel Fruchtfleisch, den Schalen und Kernen eingefroren. Dieser hochwertige Trester wird dann angemahlen, fein gehäckselt und zu Öl gepreßt. Das Vollöl vereint die Vorzüge beider Basisöle in sich.

Die Zusammensetzung des Kernöls in den Samen des Sanddorns läßt sich in etwa mit Leinöl und Rapsöl vergleichen. Das wirklich Außergewöhnliche dagegen ist nach Meinung einer Reihe von Sanddorn-Kennern sowohl die Zusammensetzung der ganzen Beere mit ihrem ACE-Vitaminkonzentrat als auch diejenige des Fruchtfleischöls aufgrund der hochkarätigen Verbindung von Palmitoleinsäure, Carotinoiden und Tocopherolen. Durch diese Stoffgruppen kann zwar ein Teil der gesundheitsfördernden und heilkräftigen Wirkungen erklärt werden, nicht aber die Komplexität des Öls. Eine weitere vertiefende

Analyse der übrigen unverseifbaren Stoffe und vor allem der *Wechsel*wirkung zwischen den einzelnen Komponenten könnte hierüber Aufschluß geben.

Zusammensetzung des Fettsäurespektrums der Sanddornöle in %

Fettsäure	Fruchtfleischöl	Kernöl	Tresteröl
Myristinsäure (C 14:0)	0,2–0,5	0,1	0,1
Palmitinsäure (C 16:0)	30,8–34	7,5–8,3	23,5
Palmitoleinsäure (C 16:1)	34,2–35,6	0,6–1,7	20,8
Stearinsäure (C 18:0)	0,5–0,9	2,1–3,4	1,8
Oleinsäure (C 18:1)	23,2–25,4	19,3–23,3	24,7
Linolsäure (C 18;2)	5,1–5,5	33,0–34,6	14,8
Linolensäure (C 18:3)	1,7	30,4–32,9	13,2
Arachinsäure (C 20:0)	—	0,3–0,6	0,3

Rest: Spuren oder n.ident.

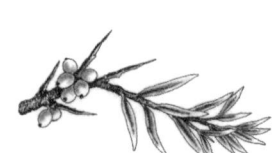

Kapitel 8

DIE WICHTIGSTEN ANWENDUNGSBEREICHE VON SANDDORNÖL

Sensationelle russische Forschungsergebnisse

Bereits 1850 hatte der russische Wissenschaftler S. Shukin die wertvollen Eigenschaften und Heilwirkungen des Öls aus den Sanddornbeeren entdeckt. Sowohl durch die großen natürlichen Vorkommen als auch durch den Einfluß der tibetischen und mongolischen Medizin über die Buryat-Region im südlichen Sibirien hat Sanddorn und insbesondere die Erforschung des Sanddornöls eine lange Geschichte in Rußland. Nach wie vor ist Sibirien das Zentrum sowohl für die Züchtung als auch für die Forschung. Seit etwa zehn Jahren hat auch in China eine intensivere Beschäftigung mit Sanddorn begonnen; es liegen hier auch einige interessante klinische Studien vor, die in dieses Buch eingeflossen sind.

Unterschiede in der Anwendung der Sanddornöle – eine vorläufige Zwischenbilanz

In Rußland wurden ausgiebige Untersuchungen über die Unterschiede zwischen dem Ölgehalt verschiedener Sanddornsorten sowie über unterschiedliche Anwendungsformen von Fruchtfleisch- und Kernöl durchgeführt. So wurde beobachtet, daß der Ölgehalt im Fruchtfleisch nach der Beerenreife noch langsam zunimmt, was eine Verschiebung des Erntetermins nahelegt. In den Samen ist die höchste Ölkonzentration dagegen zwischen Ende Juli und Mitte September erreicht. Der Ölgehalt der frischen Beeren liegt im Durchschnitt zwischen 7-8%, im getrockneten Zustand bei 21-26%. Beeren aus dem Pamir-Gebiet enthalten 16% (frisch) bzw. 32-46% Öl bei getrockneten Beeren, im Altai kann der letzte Wert sogar bis zu 50% reichen! Sehr positiv auf die Entwicklung hoher Ölmengen wirkt sich der Einfluß großer Höhen von mehreren tausend Metern aus, was zweifellos mit der kosmischen Kraft zu tun hat, die vom Sanddorn aufgenommen und gespeichert werden kann.

Das **Fruchtfleischöl** hat einen besonders hohen Anteil an dem hautschützenden Beta-Carotin, außerdem an gesättigten Fettsäuren sowie an der einfach ungesättigten Palmitoleinsäure, die auch eine Komponente des Hautfetts ist und daher für die Haut ausgesprochen **pflegende** Wirkungen besitzt. Diese beiden Komponenten empfehlen das Fruchtfleischöl für die Verwendung von Schutz- und Pflegepräparaten in der Kosmetik.

Das **Kernöl** enthält dagegen weitaus mehr ungesättigte Fettsäuren, wodurch es in Verbindung mit den Sterinen und Tocopherolen eine besondere biologische Aktivität bekommt. Es besitzt eine stärker keimtötende Wirkung und soll auch die Regeneration von zerstörtem Epithelgewebe nachhaltiger unterstützen. Insgesamt verfügt es über starke **heilende** Eigenschaften, ist jedoch wegen möglicher Oxidationsprozesse vor allem im inneren Bereich mit einer gewissen Vorsicht einzusetzen. Das farblich dezentere Kernöl empfiehlt sich natürlich auch für die äußerliche Anwendung an besonders exponierten Hautpartien, beispielsweise im Augenbereich.

Der Großteil der bisherigen russischen Forschungen über die medizinische Anwendung von Sanddornöl hat seine Wirksamkeit bei Erkrankungen von *Haut* und *Schleimhaut* untersucht. Neuere Forschungsansätze gelten besonders der Tumortherapie und dem großen Gebiet von Herz- und Gefäßkrankheiten.

In zahlreichen Versuchen konnte die Aktivität von Sanddornöl bei der *Wundheilung* festgestellt werden, die sich aus seinen schmerzlindernden und entzündungshemmenden, die Granulation und Epithelisierung fördernden Eigenschaften erklärt. So wurden im Versuch 0,5 ml Sanddornöl als 50%ige Lösung in Sonnenblumenöl auf die verletzte Stelle aufgetragen und die Anwendung alle 24 Stunden wiederholt. Es wurde beobachtet, daß Sanddornöl die Wundheilung signifikant förderte. Das Verwachsen der Wundfläche mit dem sich neu bildenden Bindegewebe (Epithelisierung) verlief synchron zur deutlich sichtbaren Verkleinerung der Wundfläche.

Bei ähnlichen Versuchen mit *Verbrennungen* bildete sich rasch eine Kruste zum Schutz der Wunde. Unter dem Schorf entwickelte sich ein zügig verlaufender Heilprozeß. Die Ränder der Wunde zogen sich zusammen, und als nach 14 Tagen das Gewebe abgestoßen wurde, konnte bereits die Bildung einer neuen Epithelschicht festgestellt werden. Nach weiteren 5 Tagen war das Granulationsgewebe vollständig von einem neuen Epithelgewebe bedeckt. *Diese Epithelisierung war unter Anwendung von Sanddornöl 7 Tage früher als bei der Kontrollgruppe abgeschlossen.*

Klinische Studien, die Sanddornöl für die Behandlung von Brandwunden einsetzten, wurden auch in vielen Krankenhäusern durchgeführt. Es hat sich als sehr wirksam bei Verbrennungen der Stufe 1 und 2 erwiesen, reduziert die Heilungsphase um mehr als 25% und verbessert die oft narbenfrei verlaufende Bildung von Epithelgewebe. Bei notwendigen Hauttransplantationen wird zusätzlich das Anwachsen der verpflanzten Haut unterstützt und beschleunigt.

Ob echte Verbrennungen oder selbst ein Sonnenbrand, ob „zufällige" oder gezielte Strahlenschäden durch Radioaktivität – Ursache und Wirkung sind ähnlich: In all diesen Fällen kommt es durch Wärmeeinwirkung zu Haut- und Gewebsschäden. Russische Forschungen, aber auch spätere Untersuchungen an der Poliklinik Berlin-Pankow ergaben, daß Sanddorn-Präparate nicht nur gegen UV-Licht, sondern auch gegenüber anderen Strahlenarten als Schutz dienen. Dies würde sich mit der Information decken, daß Sanddornöl sowjetische und mongolische Kosmonauten bereits bei ihren Flügen im Weltraum begleitet hat. Sanddornöl wird auch, äußerlich und innerlich, zur Begleittherapie bei Tumorbestrahlung angewendet und wurde im Gebiet von Tschernobyl bei Schäden an Haut und Schleimhaut eingesetzt.

Sanddornöl wurde auch zur Therapie von verschiedenen, akut oder chronisch verlaufenden Hautkrankheiten eingesetzt. An mehreren chinesischen Krankenhäusern waren 221 Patienten in diese Studien einbezogen, die sehr befriedigende und ermutigende Ergebnisse zeigten. Zur unterstützenden Therapie wurde Sanddornöl auch *innerlich* in Form von Tropfen verabreicht. Sehr effektiv erwies sich das Öl in der Behandlung von phlegmonöser, mit eitriger Zellgewebsentzündung auftretender *Akne*. Hier führten 5%ige Salbenverbände in Verbindung mit intramuskulären Injektionen von 1-3 ml zu einer sichtlichen Besserung nach Einschmelzen der Geschwüre. Die Verknotungen glätteten sich, und Rückfälle blieben aus.

Die nicht nur heilenden und regenerierenden, sondern auch schützenden und pflegenden Wirkungen von Sanddornöl auf die Haut werden im nächsten Kapitel noch ausführlicher behandelt.

Therapie mit Sanddornöl im Bereich der Schleimhäute

Die Schleimhaut, die im Körper das Innere der Hohlorgane überzieht, besteht ebenso wie die Haut aus einer oberflächlichen Epithelschicht und einem darunter gelegenen Bindegewebe. Seine sehr gute Hautverträglichkeit und fehlende Nebenwirkungen empfehlen Sanddornöl auch für die besonders empfindlichen Schleimhäute, beispielsweise bei:

- Entzündungen im Genitalbereich (Scheide, Gebärmutter und Gebärmutterhals) und am After (Hämorrhoiden)
- Entzündungen in der Mundhöhle und Speiseröhre (hier besonders begleitend zur Strahlentherapie)
- Entzündungen und Geschwüre im Magen-Darm-Trakt.

Stellvertretend für verschiedene Arten von Verletzungen an der Schleimhaut wurden in Rußland Versuche über die Wirkung von Sanddornöl bei Magengeschwüren durchgeführt. Mit einer täglichen Dosis von 1 ml Sanddornöl konnte eine deutliche Besserung ab dem 8. Tag und der Eintritt der vollständigen Ausheilung nach 11-12 Tagen beobachtet werden. Dieser Verlauf entspricht einem beachtlich beschleunigten Heilungsprozeß.

Weder bei akuten noch chronischen Beschwerden des Magens konnten irgendwelche toxischen Wirkungen durch Sanddornöl festgestellt werden. Selbst eine Menge von 10 g Sanddornöl/pro kg Körpermasse ist noch atoxisch!

Entzündungen am Gebärmutterhals (Cervix)

Hierzu zählen Erosionen am Gebärmutterhals und die chronische Cervicitis, auch als *Cervixkatarrh* bezeichnet, die durch Infektionen, Risse oder Narben hervorgerufen wird und stets von Ausfluß begleitet ist. Erosionen werden unter anderem durch einen Mangel des Körpers an Vitamin A/Beta-Carotin und Vitamin E erklärt. Entzündliche Schleimhautrötungen und Läsionen, nässende Entzündungen an der Schleimhaut, oft mit Gewebsschäden und Veränderungen des Epithelgewebes verbunden, entwickeln sich gar nicht selten zu Gebärmutterhalskrebs weiter. Nicht nur Bestrahlung, auch chemische Therapien können zu einer derartigen Gewebszerstörung führen.

Für klinische Studien mit 129 Patientinnen in zwei chinesischen Krankenhäusern, die auf der Basis von russischen Forschungsergebnissen durchgeführt worden sind, wurde Sanddornöl bzw. ein Kombinationspräparat verwendet, das jeweils zu 50% aus Sanddornöl und traditionellen chinesischen Heilkräutern bestand. Dieses Mittel wurde ab dem 5. Zyklustag jeden zweiten Tag aufgesprüht. Zunächst ließ sich ein rasches Nachlassen des Ausflusses feststellen. Ebenso verkleinerte sich die Entzündungsstelle bald und wurde von schuppigem, also abheilendem Epithelgewebe bedeckt. In über 90% der Fälle konnte eine völlige Ausheilung oder zumindest sehr große Besserung festgestellt werden.

Sanddornöl wird auch bei *Kolpitis* (Scheidenentzündung) angewendet, die meistens durch Trichomonaden, durch Soor (*Candida albicans)* und bei älteren Frauen als Form der Atrophie aufgrund von Östrogenmangel hervorgerufen wird. *Siehe auch unter Stichwort „Ausfluß".*

• *Hinweise für die Anwendung*: Sanddornöl wird täglich, nach vorheriger sorgfältiger Reinigung, auf die Schleimhäute des Muttermundes und der Vagina aufgetragen. Es können auch Tampons verwendet werden, die mit 5-10 ml Sanddornöl getränkt werden. Sie müssen täglich nach 16-24 Stunden gewechselt werden. Insgesamt sind 8-12 Behandlungen notwendig, unter Umständen muß die Therapie nach einer Woche nochmals wiederholt werden. Diese Tampons haben jedoch den Nachteil, daß hierfür sehr große Mengen an Öl verbraucht werden; in Rußland wurden daher schon praktische Sprays entwickelt (wie „Hipposolum").

Ausfluß

Ausfluß (*Fluor genitalis*) kann verschiedene Ausgangsorgane haben, wobei der vaginale Ausfluß am häufigsten ist. Er wird durch Infektionen unter Beteiligung von Trichomonaden oder *Candi-*

da albicans o.ä. verursacht. Als Ursachen für die starke Zunahme von Pilzinfektionen werden die Antibabypille, Antibiotika sowie eine allgemein größere Anfälligkeit gegenüber Krankheitserregern durch eine Übersäuerung des Organismus vermutet.

• *Hinweise für die Anwendung:* Je nach Schweregrad muß für die Behandlung mit Tampons (*siehe oben*) kein reines Sanddornöl verwendet werden, sondern 20-30 Tropfen des besonders schleimhautverträglichen Fruchtfleischöls werden auf 100 ml destilliertes Wasser gegeben. Tampons jeweils nach 12 Stunden erneuern. Ersatzweise besteht auch die Möglichkeit, 1 Tl Sanddornöl mit 1/4 Liter lauwarmen Wasser zu vermischen und damit mehrmals täglich Spülungen im Genitalbereich vorzunehmen.

Die Abwehr der unerwünschten Eindringlinge wird zusätzlich durch die orale Einnahme von Sanddornöl unterstützt.

Entzündungen der Mundschleimhaut und des Zahnfleischs, Mandel-, Rachen- und Kehlkopfentzündung

Die Mund- und Rachenhöhle stellt einen potentiell großen Entzündungsherd für Bakterien dar, so daß Sanddornöl in diesem Bereich seine keimtötenden wie seine heilenden und regenerierenden Eigenschaften entfalten kann. Aphten im Bereich der Mundschleimhaut und *Stomatitis ulcerosa* (Mundfäule) sowie ein entzündetes, blutendes Zahnfleisch gehören zu den Indikationen. Zur Vorbeugung wie zur Therapie wird die Mundhöhle mit Sanddornöl eingepinselt – am zweckmäßigsten über Nacht, wenn danach über längere Zeit keine Nahrungsaufnahme erfolgt. In Rußland gibt es bereits praktische Sprays dafür. Man braucht aber auch einfach nur ein paar Tropfen Sanddornöl auf die Zunge träufeln und mit dem Speichel in der Mundhöhle verteilen, was ebenfalls spürbar hilft, wenn man sich auf die Zunge oder in die Wange gebissen hat,

Auch bei Kehlkopfentzündung sowie bei entzündeten Mandeln und Rachenkatarrh, einer häufigen Begleiterscheinung von Erkältungen, wird die lokale Anwendung von Sanddornöl aufgrund seiner lindernden Wirkung bei Schleimhautreizungen als Zusatztherapie empfohlen. Es kann pur verwendet oder mit einer warmen Flüssigkeit verdünnt werden. Bei einem rauhen Hals, Husten und Heiserkeit können einem geeigneten Heilkräutertee (Salbei, Fenchel, Kamille) ein paar Tropfen Sanddornöl und Honig hinzugefügt werden.

Begleittherapie bei Speiseröhrenkrebs

Sanddornöl wird hier vor allem begleitend als Schutz vor der Strahlentherapie angewendet. 2-3mal täglich wird $1/2$ Eßlöffel Öl jeweils vor dem Essen eingenommen, und auch nach dem Ende der Bestrahlungen ist die Einnahme noch etwa 2-3 Tage fortzusetzen.

Entzündungen und Geschwüre im Magen-Darm-Bereich

Äußere und innere Unruhe, Hektik und Streß, oft verbunden mit starkem Nikotin- und Kaffeekonsum, sind häufig Auslöser für eine gereizte Magenschleimhaut, was chronisch werden und zu Geschwürsbildungen führen kann. Bisher vor allem in Rußland gilt dies als eine besondere Domäne für den Einsatz von Sanddornöl mit vielfältigen Indikationen wie:
• Übersäuerung des Magens und Sodbrennen
• chronischer Magenkatarrh oder Gastritis – sowohl oberflächliche Entzündung der Magenschleimhaut als auch atrophische Gastritis mit Rückentwicklung der Magenschleimhaut
• Magen- und Zwölffingerdarmgeschwüre
• krebsähnliche (gutartige) Geschwulste im Magen-Darm-Trakt

- Tumor am Mageneingang
- Magenkrebs im Anfangsstadium.

Bei den bereits erwähnten russischen Versuchen mit Magengeschwüren wurde gleichzeitig ein Test durchgeführt, ob die Aktivität der proteolytischen (am Eiweißstoffwechsel beteiligten) Enzyme oder *Proteasen* mit der Gabe von Sanddornöl zu verringern sei. Dabei ergab sich, daß Sanddornöl außer dem *„skin repair"*-Effekt an der Schleimhaut auch die Fähigkeit besitzt, die Aktivität dieser sauren eiweißabbauenden Enzyme zu bremsen, denn es hemmt die Sekretion des Magensaftes und senkt den Gesamtsäurewert. Außerdem konnte eine Herabsetzung der motorischen Aktivität des Magens beobachtet werden, wovon die periodisch auftretenden Impulse des Zusammenziehens ausgehen.

Wird Sanddornöl oral eingenommen, dient es nicht nur zur gewünschten ergänzenden Versorgung des Organismus mit Vitaminen, Carotinoiden, ungesättigten Fettsäuren, Sterinen und Spurenelementen, sondern diese entfalten ihre regulierende Wirkung bereits an den Schleimhäuten im Magen-Darm-Trakt noch *vor* der Aufnahme in die Blut- und Lymphbahn. Durch die tägliche Einnahme von 1-3 ml Sanddornöl werden die Schleimhäute von Magen und Darm beruhigt. Die überschüssige Bildung von Salzsäure wird reduziert, was nicht nur Sodbrennen lindert, sondern auch einer Magenschleimhautentzündung (Gastritis) oder selbst Geschwürsbildungen im Magen-Darm-Bereich vorbeugen kann. Ebenso können bereits bestehende Beschwerden behandelt und ausgeheilt werden, zum Beispiel im Rahmen einer Komplextherapie nach Operationen von Magen- oder Darmgeschwüren. Auch die Hemmung und der Rückgang von Geschwülsten – selbst bösartigen – gehört zu den physiologischen Wirkungen des Sanddornöls, dessen Einfluß auf Krebserkrankungen Gegenstand zahlreicher neuerer Untersuchungen ist.

Praktische Hinweise bei chronischer Gastritis und Magen- und Zwölffingerdarmgeschwüren

Von Testpersonen wird berichtet, daß die oft krampfartigen Schmerzen durch die Einnahme von Sanddornöl rasch vermindert werden, da die Schleimhaut von Magen und Darm mit dem Öl ausgekleidet und dadurch geschützt wird. Dies bringt Beruhigung mit sich und normalisiert auch den Schlaf wieder. Die Schleimhaut regeneriert sich, nach 2-3 Wochen sind die Beschwerden in der Regel verflogen. Als Begleitmaßnahme sollte man allerdings eine bestimmte „reizlose" Diät halten, keinen Alkohol trinken – und natürlich Ärger und Aufregung vermeiden!

Einnahmeempfehlung:
- 2-3mal täglich 10-20 Tropfen Sanddornöl vor den Mahlzeiten;
- wird ein Gemisch aus Sonnenblumen- und Sanddornöl eingenommen, ist die Tagesdosis auf 3 x 30 Tropfen jeweils vor den Mahlzeiten zu erhöhen;
- zur Linderung von Sodbrennen aufgrund von Übersäuerung bei gewohnheitsmäßigen Kaffetrinkern, aber auch bei Wöchnerinnen: 2-3mal täglich 10 Tropfen reines bzw. 20 Tropfen Sanddornöl in Mischung.

Gegenanzeigen
Die Einnahme von Sanddornöl ist nicht zu empfehlen bei
- entzündlichen Erkrankungen der Bauchspeicheldrüse
- akuter Leber- und Gallenblasenentzündung
- Gallensteinen
- chronischen Durchfällen
- starker Fettempfindlichkeit.

Weitere Hinweise
- Für das oft als besonders wirksam empfohlene Gemisch aus Sanddornöl mit Sonnenblumenöl, das bei der traditionellen Extraktionsmethode entsteht, ist bei dieser Indikation tatsächlich eine gute Wirkung belegt, so daß man hier therapeutisch wie preislich von einer „Synergiewirkung" sprechen kann.

• In der russischen Fachliteratur wird auch die Herstellung einer *Emulsion* empfohlen: Dafür wird Sanddornöl mit der doppelten Menge an Methylzellulose gemischt und dann mit der entsprechenden Menge Wasser eine zehnprozentige Emulsion daraus hergestellt. Diese erleichtert eine gleichmäßige Verteilung und bessere Aufnahme des Öls und wird auch für die Anwendung bei Wunden, Verbrennungen und Entzündungen der Schleimhäute im gynäkologischen Bereich empfohlen.

Heilsame Wirkungen auf die Darmflora

An Störungen in der Darmflora und einer dadurch aus dem natürlichen Gleichgewicht geratenen Symbiose sind sehr oft freie Radikale beteiligt, die toxische oder zerstörerische Prozesse im Zellstoffwechsel hervorrufen. Daraus entsteht eine erhöhte Anfälligkeit gegenüber dem Eindringen bzw. Überhandnehmen von pathologischen Erregern, wie zum Beispiel Bakterien, Viren und Pilzen. Diese wiederum schwächen das mit dem Darm verbundene Immunsystem und können vielfältige Stoffwechselstörungen nach sich ziehen, die häufig auch mit entzündlichen oder allergischen Hautkrankheiten verbunden sind. Auch eine allgemeine Übersäuerung des Organismus als Folge eines gestörten Säure-Basen-Haushaltes durch Ernährungsfehler ist oft ursächlich hieran beteiligt.

Zu der lokalen Wirkung von pflanzlichen Ölen, tief in das Hautgewebe einzudringen und sie gleichzeitig zu entspannen und zu vitalisieren, kommt die innere Wirkung durch ungesättigte Fettsäuren auf
* die Entgiftung und Regeneration des Darms und damit des gesamten Organismus
* die Harmonisierung des Immun- und Hormonsystems.

Die Antioxidantien im Sanddornöl (Tocopherol und Beta-Carotin), von den anderen Inhaltsstoffen synergetisch unterstützt, wirken als „Radikalenfänger", die entweder durch Entzündungsherde freigesetzte oder durch Umweltgifte vermehrt im Organismus auftretende, für die Zellen lebensbedrohliche Sauerstoffradikale binden und damit unschädlich machen. Ungesättigte Lipide in den Zellmembranen werden vor Oxidation geschützt und dadurch stabilisiert. Auf ähnliche Weise können auch Zellgifte gebunden werden. Die Darmflora, deren nützliche Bakterien weitgehend ohne Sauerstoff auskommen können, bekommt wieder bessere Lebensbedingungen, Entzündungen an der Darmschleimhaut heilen ab. Eine gesunde Darmschleimhaut wiederum garantiert nicht nur eine gute Resorption und Verwertung von Nährstoffen, sondern bietet auch Schutz vor dem Eindringen unerwünschter, weil krank machender Mikroorganismen. In dieser Hinsicht kann Sanddornöl die Therapie von Darmmykosen unterstützend begleiten. Auch eine stark beanspruchte, „gestreßte" Haut mit entsprechenden Abbauerscheinungen wird die innere und äußere Wiederbelebung durch pflanzliche Öle dankbar begrüßen und sichtbar zeigen.

Ein Vorschlag zur Therapie von Darmmykosen

Zur Mykosetherapie wurden speziell Melasan Pflanzenöl-Kapseln entwickelt, die außer Sanddornöl auch Nachtkerzenöl und Teebaumöl enthalten und damit einen geballten Synergie-Effekt beinhalten:

Sanddornöl entfaltet seine oben dargestellten Vorzüge als Antioxidans, wirkt entzündungshemmend auf die Schleimhäute und hat auch eine stabilisierende „Puffer"-Wirkung auf durch Entzündungsprozesse frei gewordene Darmgifte.

Nachtkerzenöl hat nicht nur Trägerfunktion, sondern wirkt mit seinen hochungesättigten Fettsäuren auf die gestörte Darmflora ein und erhöht die Fähigkeit zur Resorption der Nährstoffe.

Mit diesen beiden fetten Ölen emulgiert, ist das ätherische **Teebaumöl** mit seiner bekannt fungiziden Wirkung der dritte Bestandteil. Es liegt hier „covered" vor und ist dadurch besonders schleimhautverträglich. In öliger Emulsion entfaltet es seine volle antiseptische und für den Verdauungstrakt regenerative Wirkung.

Die Einnahme von Melasan Pflanzenöl-Kapseln sollte kurmäßig 2 bis 3mal täglich für die Dauer von 6 Wochen erfolgen.

Weitere Erfahrungen

Über die individuell erprobte Mischung aus Sanddorn-Fruchtfleischöl und Nachtkerzenöl liegen inzwischen auch neue Erfahrungsberichte mit weiteren Indikationen vor. So schwört eine vierköpfige Familie aus den Löwensteiner Bergen in Baden-Württemberg darauf; jedes Familienmitglied (auch die beiden Söhne) nimmt davon täglich vor oder nach dem Mittagessen als „Erhaltungsdosis" 1 Teelöffel ein.

Die erste erstaunliche Wirkung, die dabei beobachtet werden konnte, war die Erfahrung, daß eine Hautlotion mit einem Sonnenschutzfaktor von maximal 4, unterstützt durch die orale Einnahme des Öls, bei starker Sonneneinstrahlung in Südosteuropa völlig ausreichenden Schutz bot.

Durch diese effektive Ölmischung wird offenbar auch das Immunsystem mit den körpereigenen Abwehrkräften so wirksam gestärkt, daß die erwähnte Familie und viele Kinder aus der dafür begeisterten Verwandtschaft viel seltener krank werden und sämtliche Infektionskrankheiten nur noch in deutlich abgeschwächter Form auftreten. Bei allergischen Symptomen, bei denen oft ein Mangel an essentiellen Fettsäuren oder auch Vitaminen mitbeteiligt sein kann, empfiehlt sich als begleitende Maßnahme ebenfalls die tägliche Einnahme von 1 Teelöffel hochwertigem Öl. Auch Mangelerscheinungen, die unter besonderen Belastungen und beispielsweise in der Schwangerschaft auftreten können, verschwinden bei regelmäßiger Einnahme.

Sanddornöl bei chronischer Darmentzündung (Morbus Crohn)

Durch eine Tropenkrankheit wurde vor 15 Jahren eine chronische Darmentzündung ausgelöst. Vor nunmehr 3 Jahren begann der Betroffene mit der Einnahme von Sanddornöl. Da pures Sanddorn-Fruchtfleischöl nicht nur zu teuer, sondern auch zu konzentriert wäre, verwendet er es in einer Konzentration von ca. 20% in Mischung mit Nachtkerzenöl und Kürbiskernöl (vorbeugend gegen Prostatabeschwerden). Von sämtlichen von ihm selbst ausprobierten Ölen hat sich diese Mischung als die effektivste erwiesen, und mit regelmäßiger zweimaliger Einnahme pro Tag hat sich sein Zustand einigermaßen stabilisiert. Viele der offenbar Hunderttausenden von Menschen mit chronischer Darmentzündung in allen Variationen könnten sich mit dieser Ölmischung vielleicht ebenfalls selbst gut helfen und ihre lästigen Beschwerden zumindest lindern.

Kein Wunder eigentlich, daß Sanddornöl bei Mangelerscheinungen zur allgemeinen gesundheitlichen Stärkung des Organismus deutlich beiträgt, wo schon 1-2 Eßlöffel Fruchtfleischöl den gesamten Tagesbedarf an Vitamin E und Provitamin A abdecken könnten. Die Kombination aus dem besonders schleimhautverträglichen Fruchtfleischöl in Mischung mit dem Kernöl, das unter anderem einen ungewöhnlich hohen Anteil an Alpha-Linolensäure (Omega-3-Fettsäure) aufweist, bietet eine wertvolle Nahrungsergänzung durch essentielle Inhaltsstoffe, die der Körper selbst nicht produzieren kann. Außer einer allgemeinen Anregung des gesamten Stoffwechsels durch eine Vielzahl von biologisch aktiven Substanzen (BAS) ist daher die Möglichkeit gegeben, bestimmten Mangelerscheinungen vorbeugend entgegenzuwirken.

- Außer der Linderung von Störungen der Schleimhaut im Magen-Darm-Trakt konnte noch eine weitere angenehme „Nebenwirkung" bei der oralen Einnahme von Sanddornöl beobachtet werden: Bei längerer Anwendung soll es bei Übergewichtigen zu einer Gewichtsreduzierung kommen. Die appetitauslösenden freien Fettsäuren werden durch das Sanddornöl abgebaut, Cholin verhindert die Fettablagerung, und außerdem wird die Verdauung reguliert.

Zum Schluß noch ein Hinweis: Die Darreichung von Nahrungsergänzungen in Kapselform ist zwar nicht notwendig, mag bisher aber manch einem als praktikabler für die Einnahme und Dosierung erschienen sein. Deshalb wird auch ein deutlich höherer Preis dafür gezahlt. Bei Sanddornöl sollte er aber bedenken, daß es sich – wie andere Öle auch – nicht in Kapseln aus pflanzlicher Cellulose, sondern nur in Gelatinekapseln verarbeiten läßt. Wer lieber darauf verzichten möchte, aber eine Abneigung verspürt, das Öl teelöffelweise pur einzunehmen, kann es auch über sein Essen träufeln (nicht mitkochen!).

Heilsame Ausblicke

Es gibt noch ein paar weitere vielversprechende Ansätze für die therapeutische Anwendung von Sanddornöl, die allerdings nicht nur durch eingehendere Forschungen bestätigt werden müssen, sondern die auch eine praktische Erweiterung und Vertiefung brauchen, ehe sie sich einen sicheren Platz in der *modernen Erfahrungsheilkunde* verdient haben. Auf drei dieser Ansätze soll hier näher eingegangen werden.

In Rußland und in China werden bereits Sanddornöl-Präparate zur Behandlung von *Herz- und Gefäßkrankheiten* hergestellt. Zu den Indikationen gehören Angina pectoris, koronare und ischämische Herzkrankheit, Arteriosklerose, Thrombose und Embolien sowie allgemeine Herzinsuffizienz und Altersherz. Neben den Vitaminen kommt hier besonders den *Flavonoiden* eine wichtige Rolle zu, denn sie haben eine stärkende Wirkung für das übermüdete wie auch bereits geschädigte Herz. Sie bieten Schutz vor Sauerstoffmangel im Herzmuskel und stärken die Herzmuskelleistung durch verbesserte Durchblutung der Herzkranzgefäße, was sich auch auf einen allgemein angeregten Stoffwechsel und eine Verbesserung des Allgemeinzustandes auswirkt. Herztätigkeit und Blutdruck werden normalisiert: In kleinen Mengen wirken Flavonoide blutdrucksteigernd, in größeren Mengen blutdrucksenkend. Äußerlich lassen sich aus Gefäßleiden hervorgehende Beingeschwüre und offene Beine durch Umschläge und Kompressen mit Sanddornöl wirksam behandeln.

Eine ganze Reihe von wichtigen Inhaltsstoffen im Sanddornöl, nämlich Vitamine und Carotinoide, ungesättigte Fettsäuren, Sterine und Phospholipide nehmen am Fett- und Cholesterinstoffwechsel teil. Durch die Resorption des Öls im Darm gelangen sie in den Blutstrom und können hier ihre regulierende Wirkung entfalten. Der Blut- und Cholesterinspiegel im Blut wird gesenkt, überflüssige Cholesterinmengen werden nicht gespeichert, sondern aus dem Organismus ausgeschieden. Damit wird Arteriosklerose und anderen Gefäßkrankheiten vorgebeugt.

Die hochwirksame Kombination aus Vitamin C, Vitamin E und Provitamin A (Beta-Carotin) macht Sanddorn zu einem Antioxidans und Radikalenfänger von besonders geballter Wirkkraft für den Zellstoffwechsel und empfiehlt ihn damit für die *Krebstherapie*. Gegenwärtig werden auch bei uns Versuche und klinische Studien durchgeführt; es liegen jedoch noch keine abschließenden Ergebnisse vor, da beispielsweise allein die klinischen

Studien eine sorgfältige Beobachtung über einen Zeitraum von mindestens sieben Jahren verlangen.

Russische und chinesische Forschungen in Verbindung mit klinischen Studien haben bereits eine große Wirksamkeit von Sanddornöl bei *Tumoren und Krebs* belegen können. Danach kann Sanddornöl Tumorzellen zerstören bzw. hat es einen hemmenden Einfluß auf bösartige Tumoren vor allem im Bereich von Haut und Bindegewebe. Hier sind besonders Sarkome und Melanosarkome zu nennen. Diese Wirkung wird einmal durch das geballte Vorkommen von Antioxidantien begünstigt, das selbst doppelt so hoch wie beispielsweise in Ginseng ist und Zellschäden durch freie Radikale verhindert. Auch die *Epoxide* haben eine tumorhemmende Wirkung, die durch den hohen Vitamingehalt noch unterstützt wird. Bei den Epoxiden handelt es sich um langkettige Kohlenwasserstoffe, die vor allem in den Schalenwachsen der Sanddornbeere vorkommen und daher besonders in dem aus Trester gewonnenen Öl verfügbar sind.

In diesen Therapiebereich fallen auch Läsionen und Erkrankungen von Haut und Schleimhaut, die radioaktiv oder durch *Strahlentherapie gegen Krebs* verursacht werden. Sanddornöl kann hier sowohl vorbeugend zur Prophylaxe als auch therapeutisch zur Heilbehandlung eingesetzt werden und bietet sogar einen gewissen Schutz vor den Auswirkungen der Chemotherapie. Klinische Studien, die in China an Patienten mit Strahlenschäden aufgrund einer Krebstherapie durchgeführt wurden, haben eine Erfolgsrate von immerhin 85% ergeben. Viele gegen Verstrahlung eingesetzte Mittel müssen gespritzt werden. Sanddornöl und andere, auf dem Saft beruhende Präparate haben den Vorteil, auch bei oraler Einnahme wirksam zu sein.

In China wird Sanddornöl auch bereits versuchsweise bei Brustkrebs, Lungenkrebs und Leberkarzinom eingesetzt. Dafür wird eine regelrechte „Stoßtherapie" mit dem kostbaren Öl durchgeführt: die orale Einnahme von 1-2mal täglich 10 ml – was durch die großen natürlichen Vorkommen ermöglicht wird.

Die Inder besannen sich auf ihre alte ayurvedische Tradition, die Sanddorn auch als Heilmittel für die Vorbeugung und Behandlung von *altersbedingten Degenerationsprozessen* empfiehlt. Am *Ayurveda Institute of Medical Sciences* der Hindu University in Benares wurden über einen Zeitraum von sechs Monaten klinische Studien über die „Anti-Aging-Wirkung" von organischem Sanddornextrakt auf altersbedingte psychosomatische und neuropsychologische Defizite durchgeführt. Dabei konnte festgestellt werden, daß sich nicht nur das Allgemeinbefinden, die Immunabwehr und die Anpassungsfähigkeit der Patienten verbesserten; es wurden nachweislich auch degenerative Veränderungen und Ausfallerscheinungen, wie kognitive Störungen, Gedächtnisverlust, Angstgefühle und Depressionen, deutlich reduziert. Da naturheilkundliche Ansätze gerade in diesem Bereich äußerst dünn gesät sind, ist eine Fortführung und Vertiefung dieser ersten Erfolge sehr zu unterstützen.

Alles, was aus Sanddorn gewonnen wird, hat – auch in größeren Mengen – keine toxische Wirkung auf biochemische Prozesse im Körper. In einer Zeit, wo eine starke Rückbesinnung auf die Nutzung von Naturmitteln aus Heilpflanzen eingesetzt hat, gewinnt Sanddorn als erstklassiger Vitaminträger und durch andere biologisch aktive Substanzen nicht nur ernährungsphysiologisch, sondern auch medizinisch besondere Bedeutung.

Kapitel 9

SANDDORNÖL –
DER SPEZIALIST FÜR DIE HAUT

Das Bei-Spiel „Sterne weggucken"

Zur Verdeutlichung von eigentlich recht komplizierten biochemischen Zusammenhängen nutzen Sie die Sehkraft Ihrer Augen und das Licht der Sterne. In einer klaren Sternennacht suchen Sie sich zwischen einigen markanten und vertrauten Orientierungspunkten einen kleinen bis mittelkleinen Stern aus. Während Sie diesen Stern anstarren und sozusagen „fixieren", verlieren Sie ihn nach wenigen Sekunden aus den Augen. Sie haben ihn buchstäblich „weggeguckt"! Wenn Sie sich dann mit Ihren Augen erneut zwischen den Sternen, die Ihnen als Orientierungspunkte gedient haben, hin- und herbewegen, werden Sie bald auch den verlorenen Stern wiederfinden und erneut sehen können.

Was ist passiert?

Sie können ganz beruhigt sein: Bei diesem Phänomen handelt es sich keinesfalls um ein Anzeichen für eine beginnende Sehschwäche. Es ist vielmehr der Beweis für die intakte und überaus hohe Leistungsfähigkeit Ihrer Augen. Die Antwort liegt im Augenhintergrund, der Netzhaut (*Retina*), verborgen. Dort sind nämlich die lichtsensiblen stäbchenförmigen Sehzellen angeordnet, die mit einer dichten Packung Sehpurpur ausgestattet und speziell für das Dunkelsehen eingerichtet sind. Der Sehpurpur (Retinol) ist nichts anderes als die aktivierte Form von Vitamin A – und Vitamin A wiederum ist in seiner Eigenschaft und Struktur Teil des pflanzlichen Beta-Carotins (Provitamin A), wie es als orangerotes Pigment bei einigen Pflanzen in nahezu verschwenderischer Fülle vorliegt.

Damit haben Sie auch des Rätsels Lösung erhalten, weshalb unser Bei-Spiel des „Sterne wegguckens" die biologische Lichtschutzfunktion des Beta-Carotins im Sanddornöl erklären hilft. Als ersten Schritt fängt das aktive Vitamin A die Lichtenergie wie ein „Schirmchen" auf und absorbiert sie. Im zweiten Schritt wird es durch die absorbierte Lichtenergie in einen inaktiven Zustand versetzt, verbraucht dabei diese Energie und „löscht" sie vollständig. Das Bemerkenswerte daran ist, daß dabei keinerlei Energie übrigbleibt, die zu nachhaltigen Schädigungen der Gewebszellen führen könnte.

Der molekulare Strukturwandel des Vitamin A vom aktiven in den inaktiven Zustand gibt den Impuls an den Sehnerv weiter. In dem Augenblick, wo Sie Ihren „Fixstern" aus den Augen verlieren, sind die Zellen in dem kleinen Bereich des Augenhintergrundes, wo das Licht vorher wahrgenommen worden ist, inaktiviert und vorübergehend „erblindet". Wenn Sie den kleinen Stern dann wieder erblicken, geschieht dies mit Hilfe der benachbarten, aktiv gebliebenen Sehzellen.

Dieser biochemische Vorgang im Auge läßt sich direkt auf die Funktionsweise von Beta-Carotin übertragen, wenn Sie es beispielsweise in Form von Sanddornöl äußerlich zum Schutz vor zu starker Sonneneinstrahlung auf der Haut anwenden. Die biochemischen Eigenschaften dieses Pigmentes, Lichtenergie zu absorbieren und auch zu „löschen", bieten Ihrer Haut damit einen unvergleichlichen biologischen Sonnenschutz.

Das Bei-Spiel „Sterne weggucken" stellt nur einen, wenn auch sehr zentralen Aspekt der hervorragenden Eignung von Sanddornöl für die Haut dar. *Schützen-Heilen-Pflegen:* So umfassend läßt sich seine Hautwirkung nämlich beschreiben. Der gesunden Haut bietet es vorbeugend Schutz und Pflege; die geschädigte Haut, ob sie nun verletzt, krank oder einfach nur besonders empfindlich ist, vermag es zu regenerieren und heilen. Daraus ergeben sich vielfältige Anwendungsbreiche:

• Sonnenschutz; Photosensibilisierung; Pigmentstörungen
• Verbrennungen: Sonnenbrand, Brandwunden; Strahlenschutz; Hauttransplantationen und Laserchirurgie
• allgemeine, auch verzögerte oder schlechte Wundheilung

- Hautkrankheiten: Akne, Flechten, Ekzeme
- Pflege von empfindlicher und Problemhaut; Säuglingspflege

KURZER STECKBRIEF VON SANDDORNÖL:

schützend, antibakteriell und entzündungshemmend,

schmerzstillend und reizmildernd, die Wundheilung unterstützend –

ein Allround-Talent!

Sonnen- und Lichtschutz

Sonnenschein sorgt nicht nur für strahlende Laune, sondern fördert auch eine gute Durchblutung der Haut und viele Körperfunktionen. Wichtig ist jedoch das richtige Maß. Denn wir brauchen zwar Licht und Sonne – aber sie macht uns auch zu schaffen, und zwar mehr als früher. Wir bekommen eher einen Sonnenbrand, und Sonnenallergien sind keine Seltenheit mehr. Außerdem kommt es an heißen Tagen durch die Ozonkonzentration in der Luft ebenfalls zu Haut- und Schleimhautreizungen.

Sanddornöl bietet einen nachhaltigen Schutz vor Sonnenbrand und Sonnenallergie. An der Poliklinik in Berlin-Pankow wurden bereits in den 80er Jahren unter Leitung von Frau Dr. Dehnert erste Versuche mit Sanddornöl als Hautschutzmittel durchgeführt. Im Rahmen dieser Studien wurde Sanddornöl auf entsprechender Salbengrundlage (mit einem Ölanteil von 1%, 5% und 10%) im Mittelmeerraum einer klinischen Prüfung unterzogen nach den Kriterien: Verträglichkeit, Sonnenschutz und Lagerfähigkeit. Ungeachtet der Ölkonzentration traten keinerlei Reiz- oder Entzündungserscheinungen an der Haut auf, während ein wirksamer Schutz vor Sonnenbrand gegeben war. Selbst bei hohen Temperaturen bis 38°C, und dies während eines Zeitraums von sechs Wochen, wurden die Salben weder ranzig noch ließ ihre Wirksamkeit nach.

Besonders empfehlenswert aufgrund seiner hautfreundlichen Eigenschaften ist Sanddornöl für kosmetische Präparate mit positiver Hautschutzfunktion. Zu der reinen Filterwirkung von UV-Licht kommt ergänzend eine biologische Schutzwirkung der als Radikalenfänger dienenden Carotinoide und der als Antioxidantien wirkenden Tocopherole, so daß die häufig durch UV-Strahlen ausgelöste Bildung von toxischen Peroxiden und deren Auswirkungen in den Hautzellen stark vermindert wird. Sanddornöl reduziert durch seine radikale Schutzpolizei nicht nur die Anzahl, sondern auch die Auswirkungen der durch UV-Licht geschädigten „Sonnenbrandzellen". Wenn sich aufgrund von mangelndem Hautschutz doch ein *Sonnenbrand* einstellt, können sich dann seine schmerz- und reizmildernden, die Epithelisierung beschleunigenden und das Zellgewebe erneuernden Eigenschaften beweisen.

Hinweise für die Anwendung: Will man sich sein eigenes Sonnenschutzöl herstellen, kann man Sanddorn-Fruchtfleischöl in geeignete Basisöle mit eigenen Schutzfaktoren, wie Sesam- oder Weizenkeimöl, einarbeiten. Zusätzlich empfehlenswert ist die orale Einnahme von Sanddornöl.

- Ist ein Sonnenbrand bereits eingetreten, werden stark fetthaltige Cremes oder unverdünnte Öle von der Haut oft nicht vertragen. Die Haut verlangt zunächst nach Kühlung und dann nach moderater Rückfettung, was am besten durch alkoholfreie Lotionen oder Gelee erreicht wird, denen ein paar Tropfen Sanddornöl hinzugefügt werden.

Was passiert beim Sonnenbrand?

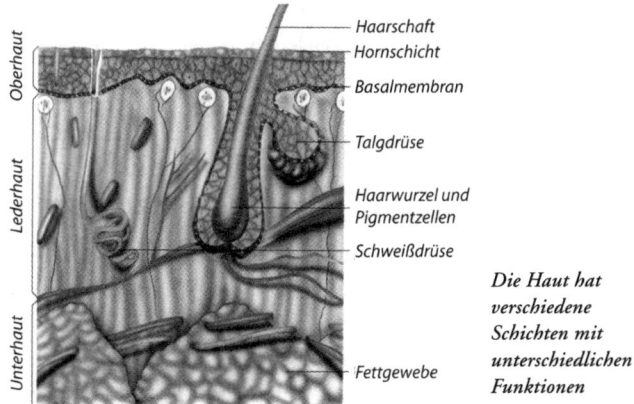

Oberhaut — Haarschaft
Hornschicht
Basalmembran

Talgdrüse

Lederhaut — Haarwurzel und Pigmentzellen
Schweißdrüse

Unterhaut — Fettgewebe

Die Haut hat verschiedene Schichten mit unterschiedlichen Funktionen

Krankhafte Erscheinungen der Haut nehmen zu. Mögliche Ursachen dafür sind Umweltbelastungen und chemische Stoffe, die Allergien sind auf dem Vormarsch. Auch (zu) ausgiebiges Sonnenbaden gehört dazu, da eine gebräunte Haut immer noch als „Schönheitsideal" der Werbung und Mode zählt.

Die Bräune, die wir oft aus dem Urlaub mitbringen, ist eigentlich nichts anderes als ein sichtbares Zeichen dafür, daß die Haut sich gegen Sonneneinstrahlung zu schützen weiß. Die langwelligen UV-(A)-Strahlen der Sonne, die bis in das Bindegewebe der Unterhaut vordringen und 95% der hautgefährdenden UV-Strahlen ausmachen, lösen in der Basalzellschicht nämlich die Produktion von Pigmentfarbstoffen (Melaninen) aus, die sich wie braune Schutzschilde über die Hautzellen stülpen. Bei geringer Pigmentbildung und Bräunung hat die Haut daher fast keine eigene Schutzfunktion; Sonneneinstrahlung bedeutet dann fast immer auch Sonnenbrand, wenn nicht ein Sonnenschutzmittel mit hohem Lichtschutzfaktor verwendet wird.

Durch die ultravioletten Strahlen wird die Haut nicht nur braun, sondern aufgrund vermehrter Zellbildung in der Hornschicht wird sie auch dicker. Dies bewirken die kurzwelligen UV-(B)-Strahlen, die zum großen Teil bereits in der Oberhaut (Hornschicht) absorbiert werden. Bräunung und Verdickung, die durch eine langsam erhöhte Dauer des täglichen Sonnenbades erreicht werden können, bieten einen natürlichen Sonnenschutz, der etwa dem Lichtschutzfaktor 4 entspricht.

Wird das eigene Schutzsystem der Haut jedoch durch zu lange Sonnenbäder und ohne entsprechenden Lichtschutz überfordert, kommt es einige Stunden nach dem Aufenthalt in der Sonne zu „aufblühenden" Hautrötungen (Effloreszenzen) und Hitzegefühl bis hin zum regelrechten Sonnenbrand sogar mit Blasenbildung. Wenn wir dann fürs erste die Sonne strikt meiden, erholt sich die Haut oberflächlich zwar relativ schnell und tote Hautzellen fallen wie Schuppen ab, doch in den darunter liegenden Hautschichten hat sich die Belastung tief „eingebrannt". Dies ist deutlich an denjenigen Körperpartien zu erkennen, die der Sonne am häufigsten ungeschützt ausgesetzt sind: Gesicht, Hals und Hände. Dadurch wird die Haut an diesen Stellen schneller dünn und kann schlimmstenfalls wie zerknittertes Pergamentpapier aussehen. Die langwelligen UV-Strahlen haben nämlich in der Unterhaut die Kollagen- und Elastinfasern des Bindegewebes geschädigt. Dies führt zu Faltenbildung und vorzeitiger Alterung der Haut.

Die Auswirkungen der kurzwelligen UV-Strahlen auf die Haut sind langfristig sogar noch schlimmer. Bei jeder intensiven Sonneneinstrahlung wird die Zellstruktur in der Oberhaut geschädigt und das Erbgut in der DNS verändert. Kleinere Schäden kann der Organismus zwar selbst wieder reparieren, doch wenn er damit nicht mehr nachkommt, entstehen Gewebeveränderungen, die sich – über die Jahre summiert – im schlimmsten Fall schließlich zu maligner Entartung und Hautkrebs entwickeln können. Basaliome, die aus Zellveränderungen der Basalzellschicht hervorgehen, werden zu ca. 65%, die besonders bösartigen Spinaliome zu ca. 80% durch chronische Reizwirkung von UV-Licht (auch durch Röntgenstrahlen) verursacht. Ganz ähnlich wirken sich thermische oder durch Wärme verursachte Schäden aus.

Erfahrungen mit Sanddornöl als Sonnenschutz

1. Erfahrungsbericht aus dem hochalpinen Skisport

Ein begeisterter Tiroler Skifahrer, der nach eigenen Aussagen zu den eher unangenehmen Zeitgenossen gehört, die Produktauslobungen in Werbeanzeigen nicht unbedingt für bare Münze nehmen, unterzog sich dennoch mutig einem ausgiebigen Selbstversuch. Dazu die Anmerkung, daß Ozon in großen Höhenlagen mit dünner, kristallklarer Luft konzentriert auftritt und die Sonneneinstrahlung dort um einiges stärker ist.

Da unser Sportsmann aus Erfahrung wußte, daß es für die Gesichtshaut kaum etwas Unangenehmeres gibt als die Februarsonne beim Skilaufen, probierte er statt der bisher verwendeten Sonnenschutzcreme ein Sanddorn-Hautöl aus. Er „klatschte" sich das Öl geradezu mit den Fingerspitzen in die Gesichtshaut und gab zusätzlich noch einige Tropfen auf Nasenrücken und Lippen. Das Resultat bezeichnet er als **überwältigend!** Die Haut wurde samtweich und hatte schon nach wenigen Stunden eine tolle Farbe angenommen.

FAZIT: „Seitdem verwende ich, sowohl wenn ich alpin fahre wie beim Langlauf, nur noch Sanddornöl!"

2. Erfahrungsbericht aus dem Urlaub in Kroatien

Eine vierköpfige Familie machte bei zwei Aufenthalten mit Kräuterexkursionen in Kroatien, wo die Temperaturen und Sonneneinstrahlung als recht extrem zu bezeichnen sind, ganz erstaunliche Erfahrungen mit Sanddornöl. Da alle blond und hellhäutig, also sonnenempfindlich sind, war bei früheren Exkursionen meist ein Sonnenbrand aufgetreten, obwohl ein Sonnenschutzmittel mit einem Sonnenschutzfaktor von über 20 verwendet worden war. Diesmal war ein „Schatten und Sonne"-Öl verwendet worden, das durch den Zusatz von Sanddornöl „nur" einen Lichtschutzfaktor (LSF) von etwa 4 besitzt. Überraschenderweise reichte dies völlig aus, um jeglichen Sonnenbrand zu verhindern.

Was war des Rätsels Lösung? – Die Familie hatte schon lange vorher Sanddorn-Fruchtfleischöl regelmäßig auch innerlich eingenommen. Dadurch konnten sich die Carotinoide in die Haut einlagern und den Sonnenschutz von innen her zusätzlich fördern, so daß die Wirkung des Sonnenöls stark potenziert wurde. Alle vier wurden nicht rot, sondern nur knackig braun – und zwar am ganzen Körper, also auch an Stellen, die bedeckt waren.

Wichtiger Hinweis: Für einen LSF über 10 müssen übrigens mineralische und synthetische Sonnenschutzfaktoren eingesetzt werden, da rein pflanzliche Lichtschutzfaktoren dafür nicht ausreichen. In Forschungsberichten ist nachzulesen, daß der Sonnenschutzfaktor von Sanddornöl nur bei 3 – 4 (nach anderen Quellen 2,4 – 3,2) liegt. Demnach dürfte es für eine Verwendung bei starker und vor allem langer Sonneneinstrahlung nicht ausreichen, sondern nur zusätzlich oder After Sun und zur Erhaltung der Sonnenbräune eingesetzt werden. Trotz der beiden wiedergegebenen und weiterer Berichte mit anderen Erfahrungen sollte dies bei der Anwendung beachtet werden.

Der Zusammenhang zwischen Sonnenallergie und Ozonbelastung

Wodurch läßt sich die Zunahme von Sonnenallergien und die häufiger auftretende Ozonbelastung in der Atmosphäre erklären? – Der natürliche Schutzmantel in der Stratosphäre hat durch den sogenannten „Treibhauseffekt", wobei Treibhausgase wie Kohlendioxid, FCKW und Methan in die Atmosphäre einströmen, große Löcher bekommen. Durch die zunehmende Vergrößerung des Ozonlochs können neben den normalen langwelligen UV-Strahlen auch verstärkt die kurzwelligen UV-Strahlen auf uns einwirken.

Bei Ozon handelt es sich um ein Sauerstoffmolekül, das in der Stratosphäre zwischen 20 bis 50 Kilometern Höhe auftritt und die kurzwellige ultraviolette Strahlung der Sonne abschirmt. Demnach ist die Ozonschicht eigentlich ein Filter für schädliches UV-Licht. Je dünner und durchlöcherter sie jedoch wird, desto intensiver treffen die UV-Strahlen auf die Erde. An warmen Sommertagen bildet sich Ozon unter Einwirkung von Sonnenlicht in Verbindung mit Abgasen und anderen Emissionen auch in Bodennähe und wirkt dort als Schadstoff. In Innenräumen ist Vorsicht bei Fotokopierern, Laserdruckern und vor allem Solarien geboten. Zu den Folgen gehören außer Lichtempfindlichkeit, Kopfschmerzen und Kreislaufschwäche auch Haut- und Schleimhautreizungen sowie allergische Reaktionen.

Die zunehmend auftretenden *Sonnenallergien*, in der Fachsprache „polymorphe Lichtdermatosen" genannt, äußern sich in ekzemähnlichen Hautausschlägen unter Sonneneinwirkung, von denen bereits jeder zehnte betroffen sein soll. Eine besondere Variante davon ist die „Mallorca-Akne", die durch Allergene in Kosmetika, Antibiotika usw. verursacht wird.

Die – möglichst kombinierte innerliche und äußerliche – Anwendung von Sanddornöl erweist sich daher nicht nur beim Urlaub im Süden als wirksamer Hautschutz, sondern auch in städtischen Ballungsgebieten mit dem vermehrten Auftreten von freien Radikalen, die sich unter anderem aufgrund einer erhöhten Ozonkonzentration bilden können. Es beugt Haut- und Schleimhautreizungen auch allergischer Art vor und bietet zudem Schutz vor anderen schädlichen Umwelteinflüssen.

Was haben Radikalenfänger mit Kosmetik zu tun?

Vitamin E und das Provitamin A/Beta-Carotin, die durch sie unterstützte Aktivität des Hautenzyms SOD (Superoxiddismutase) sowie eine ausreichende Zufuhr von Vitamin C gehören zu den Faktoren, die vorzeitige Faltenbildung und frühe Hautalterung sowie ernstere Haut- und Zellschäden verhindern helfen. Sie wappnen die Haut gegen UV-Strahlen und bieten ihr Schutz vor Peroxidation durch freie Radikale. Durch eine deutliche Erhöhung des Lichtschutzfaktors und gleichzeitig den Aufbau eines Schutzdepots in der Haut kann die Neigung zu Hautrötungen und allergischen Reaktionen merklich herabgesetzt werden.

Insbesondere dem körpereigenen Enzym SOD kommt beim Hautschutz eine wichtige Rolle zu. Es wird mit Hilfe von Zink und Kupfer im Körper aufgebaut, hemmt Entzündungen und macht Jagd auf freie Radikale, denn es ist für die innere Sicherheit und den Schutz der Zellen vor aktivem Sauerstoff verantwortlich. SOD ist ein besonders kraftvolles Antioxidans gegen Radioaktivität und andere Schadstoffe in der Umwelt. Durch intensive Einwirkung von UV-Licht kann seine Schutzfunktion jedoch stark gemindert werden, was zu einer Schwächung der Zellmembranen mit den bekannten Folgen führt. Hier können ihm Antioxidantien und Radikalenfänger wie Beta-Carotin und Tocopherol mit ihrer Schutzwirkung gegen Photosensibilisierung und ihren Eigenschaften als „UV-Filter" tatkräftig zu Hilfe kommen.

Im Hautbereich erfüllen Radikalenfänger folgende Aufgaben:
- **Schutz vor freien Radikalen, UV-Strahlen und Schadstoffen in der Umwelt**
- **Stärkung der Abwehr- und Schutzmechanismen der Haut**
- **Schutz von elastischen und kollagenen Fasern im Bindegewebe**

- Vorbeugung von Faltenbildung oder Glättung bereits bestehender Falten von innen heraus („skin repair"-Effekt)
- Ablösung von abgestorbenen Hautzellen
- Straffung des Hautgewebes
- Pigmentausgleich.

Die Aufhellung bzw. Angleichung von *Pigmentflecken* fällt aufgrund der Zusammensetzung seiner Inhaltsstoffe und vor allem durch den hohen Anteil an Beta-Carotin ebenfalls in den Wirkungsbereich von Sanddornöl. Es enthält nämlich Ursolsäure und Melanine. Die Bildung der Melanine, bei denen es sich um stickstoffhaltige braune oder schwarze Pigmente handelt, erfolgt in den dafür besonders befähigten Melanozyten, die in der Basalzellschicht der Haut liegen. Die in der Haut eingelagerten Melanine wirken als Strahlenfilter und rufen die Pigmentierung von Haut und Haar hervor. Alle Unregelmäßigkeiten in der Hautfärbung, wie Sommersprossen, „Leberflecke", die häufig durch hormonelle Umstellung (nach einer Schwangerschaft und in den Wechseljahren) auftreten und auch bösartig entarten können, die weitverbreiteten unschönen „Altersflecke", auch krankhafte Abweichungen wie Melanosen stehen mit einer Störung der Melaninbildung in Verbindung, die durch hormonelle Prozesse ebenso wie durch freie Radikale nach zu starker oder langer Sonneneinstrahlung verursacht sein kann.

Sanddornöl kann hier besonders deshalb seine ausgleichende Wirkung entfalten, weil sich Beta-Carotin im Unterhautfettgewebe und in der Hornschicht (*Stratum corneum*) anreichert.

- Die meisten braunen Hautflecke kommen durch eine *Über*-Pigmentierung an den betreffenden Hautstellen zustande. Sonnenschutzpräparate mit Sanddornöl können hier durch ihre Funktion als Lichtschutz einen Ausgleich schaffen, da nur die helleren Hautbereiche bräunen und die Pigmentflecken gebleicht werden.

- Bei fleckigen Aufhellungen oder der sogenannten „Scheckhaut" *(Vitiligo)* liegt eine *Unter*-Pigmentierung vor. Hier wird durch die Wirkung von Sanddornöl bei Licht- und Sonneneinstrahlung eine Farbangleichung der schwach pigmentierten Hautstellen gefördert.

Stichwort „Verbrennungen"

Es gibt eine alte Legende, die wie meist zumindest eines gewissen Wahrheitsgehaltes nicht entbehrt. Sie bezieht sich auf den Brauch in einigen alten Königreichen, überführte Missetäter in ein Faß mit siedendheißem Öl zu stecken. Wenn es sich dabei um Sanddornöl handelte, soll der Verurteile wenigstens eine gewisse Chance gehabt haben, die Feuerprobe dieses „Bades" lebend zu überstehen.

Auch in Wirklichkeit besitzt Sanddornöl eine geradezu phänomenale Breitenwirkung bei Verbrennungen aller Art – und dies ist in der Tat ein weites Feld. Ob Sonnenbrand, Verbrennungen durch Feuer oder heißes Wasser, Strahlenschäden durch Radioaktivität oder selbst durch Lasertherapie: Stets treten durch Wärmeeinwirkung Zell- und Gewebsschäden auf, die einen ähnlichen Verlauf nehmen. Zunächst werden Zellsubstanzen zerstört und zertrümmert. Die mit den Zelltrümmern vorliegenden Teilchen sind sonst gut und sicher in den Zellen „verpackt". Aufgrund der Wärmeeinwirkung werden sie zu radikal schädigenden Zelltrümmern, denn durch Oxidationsprozesse sind sie zu freien Radikalen geworden. Nicht nur zur Vorbeugung, auch zur Wundheilung und Pflege empfehlen sich die antioxidativen und besonders hautfreundlichen Wirkstoffe des Sanddornöls.

Erfrierungen rufen übrigens ganz ähnliche Gewebsschäden wie Verbrennungen hervor und nehmen einen ähnlichen Verlauf. Bei Schädigung der äußeren Hautschichten kommt es zu Rötungen und Blasenbildung, bei Schädigung auch tieferer Hautschichten und des Unterhautfettgewebes zu Nekrosen und „Frostbrand". Aus der Volksmedizin Zentralasiens ist deshalb die Anwendung von Sanddornöl als Erste-Hilfe-Mittel bei Erfrierungen ebenso wie bei Brandwunden überliefert.

Wird Sanddornöl auf frische Wundstellen aufgetragen, löst dies zunächst ein leichtes Brennen aus, das aber rasch vorübergeht. Dann entfaltet es seine schmerzstillende Wirkung und tötet gleichzeitig infektiöse Erreger ab, wirkt also antiseptisch und entzündungshemmend. Es fördert die Granulation und sorgt für eine rasche Verschorfung der Wunde, die je nach Schweregrad durch einen Verband oder eine Kompresse zusätzlich geschützt wird. Darunter entwickelt sich dann neues gesundes Epithelgewebe. Oft kommt es zu einer primären Wundheilung ohne Narbenbildung oder das vernarbte Gewebe wird effizient mit Schutz- und Nährstoffen versorgt. Selbst bei schweren Verbrennungen wird die Vernarbung beschleunigt, weil das Granulationsgewebe der verheilenden Wunde rascher schrumpft und wieder in Bindegewebe umgewandelt wird, während gleichzeitig die Narbengröße verhältnismäßig gering bleibt.

• *Hinweise für die Anwendung:* Verbrannte Hautstellen zunächst, wie es dem ersten gesunden Reflex entspricht, mit fließendem kaltem Wasser abkühlen, dann vorsichtig trocken tupfen. Mit Sanddornöl beträufeln. Besonders bewährt hat sich hierfür auch eine Mischung aus Sanddorn- und Lavendelöl auf der Basis von Johanniskrautöl *(siehe bei den Rezepturen, S. 180)*, die man für Notfälle rasch griffbereit haben sollte. Vor allem am Anfang nur leicht mit Mull oder Gaze abdecken, damit die Haut zwar geschützt ist, aber noch Wärme abstrahlen kann.

Strahlentherapie und Laserbehandlung

Nach genau dem gleichen Prinzip ist auch die Wirkung von Sanddornöl bei Schäden an der Haut durch Radioaktivität oder durch Strahlentherapie bei der Behandlung von Krebstumoren zu erklären. Die Einsatzbereiche sowohl nach dem GAU von Tschernobyl als auch zur Prophylaxe und begleitend bei der Bestrahlung von Kehlkopfkrebs wurden bereits in früheren Kapiteln erwähnt. Die Nachbehandlung für die beschleunigte und saubere Verheilung von Hauttransplantaten gehört ebenfalls zu den schon fast spektakulären Anwendungsgebieten von Sanddornöl. Die Nachbehandlung der Haut nach einem laserchirurgischen Eingriff mag vielleicht auf den ersten Blick verblüffend wirken, doch man muß sich nur vor Augen führen, daß auch hier eine *thermische* Einwirkung vorliegt, die Gewebsschäden hervorruft. Dann ist die Verbindung von modernster High-Tech-Medizin mit den Heilkräften einer Urzeitpflanze eigentlich ganz plausibel, wie der nachfolgende Originalbericht des russischen Chirurgen V. Lysjakow zu veranschaulichen weiß:

Anwendung von Sanddornöl nach Behandlung mit CO_2-Laser

„Die Anwendung von Sanddornöl bei der Behandlung von Verbrennungen und Geschwüren ist seit längerer Zeit bekannt. Das hat mich dazu bewogen, nach der Anwendung von laserchirurgischen Maßnahmen eine Behandlung mit Sanddornöl durchzuführen.

Ich verwende es 48 Stunden nach dem Eingriff. Zunächst wird 48 Stunden ein Verband angelegt. Anschließend bestreicht der Patient die behandelten Flächen, zum Beispiel im Gesicht, 8-10 Tage lang mit Sanddornöl. Die Wunden heilen in dieser

Zeit ohne Narbenbildung ab. Bei kleineren Wundflächen kann Sanddornöl sogar ab dem ersten Tag angewendet werden.
Nach Entfernung von **Tätowierungen** mit dem NdYAG-Laser (1064 und 532 Nanometer-Wellenlänge) verwende ich bei den Patienten ab dem zweiten Tag Sanddornöl zur Nachbehandlung. Auch hier wird der behandelte Hautbereich mit dem Öl bestrichen. Es ist eine sofortige Wundheilung ohne Narbenbildung im Verlauf von 7-8 Tagen zu verzeichnen.
Insgesamt wurden von mir bis jetzt bereits 56 Patienten nach Laseroperationen mit Sanddornöl behandelt."

Stichwort „Wundpflege"

Nicht nur bei Verbrennungen, sondern generell fördert Sanddornöl kräftig die Wundheilung. Das gilt für Abschürfungen, Quetschungen und Prellungen, für Geschwüre und Abszesse ebenso wie die Vorbeugung von Narbenbildung.

Zunächst unterstützt Sanddornöl die *Granulation*, so daß sich als Teil des Heilungsprozesses ein gefäßreiches Bindegewebe neu bildet, das nach einiger Zeit die Wunde verschließt. Beim nächsten Schritt, der *Epithelisierung*, wird die vermehrte Neubildung der obersten Zellschicht, des Epithelgewebes, beschleunigt.

Bei komplizierteren Heilungsverläufen hilft Sanddornöl bei der unterstützenden Versorgung von nekrotischen Wunden mit brandigen und absterbenden Gewebszellen und bei Geschwürsbildung. Hierzu gehört auch das Unterschenkelgeschwür (*Ulcus cruris*), das als Folge von arteriellen Durchblutungsstörungen oder meistens venösen Stauungen auftritt. In diesen Fällen wird Sanddornöl nach Desinfizierung vorsichtig mittels einer Pipette aufgetragen *(in Rußland gibt es bereits ein Spray namens „Olasolum" mit Sanddornöl und Borsäure zur Behandlung von infizierten Wunden, Geschwüren, Ekzemen und allgemeinen Dermatosen)*. Die Wundstelle wird durch einen Verband geschützt, der täglich gewechselt werden muß; zwischendurch sollte aber auch immer wieder Luft an die Wunde gelassen werden. Die Behandlung ist so lange fortzusetzen, bis die Granulation, also eine deutlich sichtbare Erneuerung der Hautoberfläche eingetreten ist. Bei dieser Behandlung bleiben die Wundränder elastisch, so daß in der Regel eine stark verminderte oder oft auch gar keine Narbenbildung zu beobachten ist.

• *Hinweise für die Anwendung:* Die Wunde wird gesäubert und eventuell desinfiziert, vor allem die Wundränder. Mit Sanddornöl beträufeln und mit einem Mullverband schützen. Mehrmals täglich wiederholen. Bei eitrigen Geschwürsbildungen oder Abszessen Sanddornöl auf einen Wattebausch träufeln und die entzündete Stelle damit betupfen. Auch Salbenverbände (5-10% Öl einer Wundsalbe zufügen) beschleunigen den Heilungsverlauf und beugen der Narbenbildung vor.

• Als völlig ungefährliche, da reizlose „Nebenwirkung" ist, ähnlich wie bei Johanniskrautöl, anfangs ein leichtes Brenngefühl auf der Wunde wahrzunehmen.

Wundliegen

Sanddornöl ist hervorragend dafür geeignet, am besten bereits zur Vorbeugung, aber auch zur notwendig gewordenen Behandlung des Wundliegens (*Decubitus*) eingesetzt zu werden. Dieses Sichdurchliegen bei Kranken tritt oft bei langer Bettlägerigkeit vor allem bei älteren Menschen auf und wird durch eine gewisse Empfindungslosigkeit der Körpernerven begünstigt. Durch einseitigen Druck und Belastung in Verbindung mit einer mangelhaften Gewebsernährung kommt es zu einem „Druckbrand" und Absterben von Gewebe, Nekrosen und Druckgeschwüren. Diese Hautschäden treten besonders an denjenigen Stellen auf, wo Knochen unmittelbar aufliegen, beispielsweise am Kreuzbein und an den Fersen. Auch hier beweist Sanddornöl seine schmerzstillende Wirkung, hemmt gleichzeitig die Entzündung und beschleunigt die Wundheilung.

• *Hinweise für die Anwendung:* Wenn großflächige Hautpartien von *Decubitus* betroffen sind, empfiehlt es sich, Sanddornöl nicht unverdünnt anzuwenden, sondern auf diese Stellen ein Gemisch aus 9 Teilen Vaseline und 1 Teil Sanddornöl aufzutragen und mit einem Wundverband zu schützen. Auch besonders hochwertige Hautbalsame mit Sanddornöl oder Pflegeprodukte für die besonders empfindliche Babyhaut – beides ist im Handel erhältlich – können verwendet werden. Durch die orale Einnahme von Sanddornöl kann die Versorgung des Organismus mit „Hautvitaminen" unterstützt werden.

Empfindliche Näbel, Babypopos und Brustwarzen

Die Anwendung von Sanddornöl in der Wochenbettpflege für Mutter und Kind ist eine weitere Domäne, worüber Hebammen Erstaunliches zu berichten wissen. Gelobt werden vor allem die verblüffend schnell eintretende Wirkung nach 1-2 Tagen und die vielseitigen Anwendungsmöglichkeiten.

Für diesen besonderen Zweck wurde ein spezielles *Nabelöl* entwickelt, das auf der Basis von naturreinem Mandelöl außerdem Sanddornöl und ätherisches Teebaumöl enthält und alle Vorzüge eines breit antiseptisch wirkenden, regenerierenden und pflegenden Naturproduktes in sich vereint. Es kann sowohl zur prophylaktischen Pflege als auch bei auftretenden Entzündungen und einem verzögerten Heilungsprozeß eingesetzt werden, ist aber – trotz seines Namens – bei weitem nicht nur auf den winzigen Bereich eines Säuglingsnabels beschränkt. Es liegen inzwischen Erfahrungsberichte von Hebammen vor, die monatlich zehn Wöchnerinnen betreuen und inzwischen bereits seit Jahren Erfahrungen mit Nabelöl gesammelt haben.

Außerdem wurden in den letzten Jahren mehrere komplette Baby- und Kinderpflegeserien mit dem Zusatz von Sanddorn entwickelt, die von der Creme über Ölbad und Shampoo bis hin zum „lecker" schmeckenden Zahngel kaum noch Wünsche offenlassen.

- *Reinigung und Pflege des Nabels*
  Nabelöl bringt hier bei schlecht heilendem, suppendem oder gerötet bleibendem Nabel sehr rasche Besserung und vollständige Heilung. Oft ist ein Nabel, der in der Klinik mehrfach mit Alkohol o.ä. gesäubert wurde, sehr gereizt und das Gewebe zeigt leichte Entzündungszeichen. Der in solchen Fällen noch immer sehr häufig benutzte Nabelpuder klebt dann als bräunlich-feuchter Schmand am Nabelstumpf, und Mütter trauen sich meistens nicht, diesen richtig zu säubern. Das Nabelöl bietet hier eine ebenso wirksame wie „sanfte" Lösung.

- *Hautrötungen und Entzündungen im Windelbereich*
  Auch im Windelbereich und durch Wundliegen kommt es manchmal zu Hautrötungen, vor allem am Po. Eine große und von Müttern wie Hebammen als verwirrend empfundene Palette von pflegenden Cremes, Lotionen und Ölen, bis hin zu Antibiotika und cortisonhaltigen Präparaten, ist hier im Angebot, wird jedoch durch die Zunahme von Allergien bereits im Kindesalter immer kritischer betrachtet. Aber es geht ja auch anders: Die Kombination von Sanddorn- mit Teebaumöl bringt auch hier eine schnelle Besserung bei guter Verträglichkeit und hilft aufgrund ihrer guten antimykotischen Wirksamkeit auch Soormykosen im Windelbereich behandeln.

- *Infektionen im Vaginalbereich und schlecht heilende Dammnähte*
  Auch für die Mutter erweisen sich die zuverlässigen antiseptischen Wirkungen des Nabelöls in Verbindung mit seinen wund-

heilenden und pflegenden Eigenschaften. Durch die gute Verträglichkeit brennt das Nabelöl so gut wie nicht beim Auftragen, wirkt schmerzlindernd und bringt einen raschen Heilungsverlauf.

- *Wunde Brustwarzen*
  Für immer mehr Hebammen wird Nabelöl gegenwärtig bei Rhagaden und tiefen blutigen Rissen der Brustwarzen *das* Mittel der Wahl. Bei diesem äußerst schmerzhaften Symptom wirken die üblichen Mittel zwar manchmal etwas lindernd, bringen aber keinen überzeugenden Erfolg. Dies stellt nicht nur wegen der Schmerzen, sondern vor allem auch deshalb ein echtes Problem dar, weil es schon häufig Anlaß zum Abstillen geworden ist. Bei *Soor* an den Brustwarzen kann durch Nabelöl die Weitergabe der Pilzinfektion an den Säugling unterbunden werden. Dafür wird das Öl nach dem Stillen aufgetragen, und vor dem erneuten Anlegen des Säuglings werden eventuell noch vorhandene Reste sorgfältig abgewischt.

- *Schwangerschaftsstreifen und große, unschöne Pigmentflecken* können oft nach der Entbindung auftreten. Bei einer konsequenten Behandlung mit Sanddornöl verschwinden sie nach etwa 1-2 Monaten.

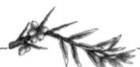

Was Hebammen aus ihrer Praxis zu berichten wissen

1. *„Am zehnten Tag nach der Entbindung durch Kaiserschnitt ist der Nabel des Kindes immer noch nicht abgefallen. Die Ränder sind schmierig, blutig und gereizt, der Nabelrest sitzt noch sehr fest.*

Mir fällt auch ein unangenehmer Geruch auf. Wir setzen Nabelöl ein; nach jedem Wickeln wird der Nabel mit dem Öl gesäubert. Langsam beginnt sich der Nabelrest zu lösen und fällt nach drei Tagen ab. Die Wundränder sind nun reizlos, der Heilungsprozeß verläuft normal. Nach weiteren zwei Tagen ist der Nabel vollständig abgeheilt.“

2. *„Am sechsten Tag nach der Entbindung mache ich einen Hausbesuch. Der Nabel ist gut abgeheilt, doch ist die Mutter besorgt, weil ihr Kind kleine rote Pickelchen am Po und im Bereich des Unterbauches hat. Diese Pickelchen hatten am Po angefangen und sich im Laufe des Tages weiter ausgebreitet. Ich empfehle ihr, bei jedem Wickeln den gesamten Windelbereich mit Nabelöl einzureiben. Bereits bei meinem nächsten Besuch sind alle Pickelchen verschwunden.“*

3. *„Die Mutter hat bereits am Entlassungstag aus der Klinik, fünf Tage nach der Entbindung, den geröteten und wunden Po ihres Sohnes bemerkt. Als ich am nächsten Tag meinen Hausbesuch mache, hat sich der Zustand erheblich verschlimmert. Der Po ist großflächig feuerrot, die wunde Stelle näßt sogar in der Mitte. Das Kind hat ziemliche Schmerzen und schreit sofort, wenn Stuhl abgeht, aber ganz besonders, wenn der Po gereinigt wird. Ich reinige den Po mit großer Vorsicht und träufele Nabelöl auf die wunden Stellen. Der Mutter empfehle ich, häufig Windeln zu wechseln, den Po mit warmem Wasser zu reinigen, ihn dann trockenzufönen und mit Nabelöl zu versorgen. Die Wundfläche heilt viel schneller ab als erwartet.*

Schon am nächsten Tag ist eine deutliche Besserung zu erkennen,
und das Kind ist auch längst nicht mehr so unruhig."

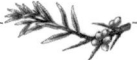

Ergänzend sollte hier noch erwähnt werden, daß Sanddornöl, innerlich eingenommen, bereits vor der Entbindung das bei schwangeren Frauen oft auftretende Sodbrennen lindert und, in der Mischung mit Nachtkerzenöl, auch Mangelerscheinungen an Spurenelementen vorbeugt, die sich beispielsweise in starken Muskelschmerzen äußern können.

Sanddornöl bei Problemhaut und Dermatosen

Die Haut ist das größte Einzelorgan des Menschen und hat beeindruckende Dimensionen: eine Flächenausdehnung von etwa 1,5-2 qm und ein Gewicht von 18-20 kg beim erwachsenen Menschen. An der Grenze zwischen Innen- und Außenwelt erfüllt sie lebenswichtige Schutz- und Stoffwechselfunktionen für den Organismus:
• Schutz- und Abwehrfunktion
• Regulationsfunktion für den Wärmehaushalt
• Speicherungsfunktion
• Resorptions- und Ausscheidungsfunktion
• Sinnesfunktion.
Die Haut prägt entscheidend unser äußeres Erscheinungsbild mit und spiegelt unser inneres Wesen – und unsere Leiden.

Sanddornöl besitzt viele Eigenschaften, die es auch zur Behandlung von Hautkrankheiten empfehlen: Es wirkt antiseptisch, entzündungshemmend und reizmildernd, regenerierend und heilend, schützt und nährt. Eine gute therapeutische Wirksamkeit und Heilerfolge zeigen sich bei allen Symptomen, die im weitesten Sinne mit Pigmentstörungen zu tun haben, aber auch bei immer wiederkehrenden chronisch-entzündlichen Hautleiden aufgrund einer oftmals vorgeschädigten und empfindlichen, zu Trockenheit und Rissen neigenden Problemhaut, wobei Sonneneinstrahlung in vielen Fällen eine auslösende Funktion haben und die Symptome verschlimmern kann. Bei akuten entzündlichen Vorgängen ist Sanddornöl pur zu verwenden, während zusätzlich individuell abgestimmte Hautpflegepräparate zum Schutz und zur Vorbeugung sowie zur Erhaltung einer gesunden Haut dienen.

Welche Dermatosen sprechen auf Sanddornöl an?

- Chloasmen: Leberflecken oder andere braune Hautpigmentflecken; Muttermale (Lentigo) und Warzen
- Melanosen: im Zusammenhang mit inneren Erkrankungen an Haut und Schleimhäuten auftretende dunkle Färbungen
- Rhagaden, Hautrisse und Schrunden
- Xerodermie: Verschuppung der Haut aufgrund von verminderter Talg- und Schweißdrüsentätigkeit
- sog. Pergament- oder Lederhaut durch extreme Trockenheit
- Hautverhärtungen und Verhornung der Haut
- Hautausschläge und Bläschenbildung durch Sonneneinstrahlung und starkes Schwitzen
- Sonnenallergie
- allergisches Kontaktekzem
- immer wiederkehrende chronisch-entzündliche Hautleiden
- Akne, Seborrhoe sicca, Psoriasis (Schuppenflechte)
- Impetigo: Grindflechte mit Blasen-, Pustel- und Borkenbildung
- Lupus erythematodes: Schmetterlingsflechte (symmetrisch auf Nasenrücken und Wangen verteilt)
- Ekzeme, auch endogenes Ekzem (Neurodermitis)

- *Besondere Hinweise für die Akne-Behandlung:* Bei Akne mit einem meist gestörten Fetthaushalt der Haut (Verstopfung der

Talgdrüsen) empfiehlt sich ein fettes Öl in den meisten Fällen nicht unbedingt für die Behandlung. In der Regel hat sich hierfür Teebaumöl am besten bewährt, doch für alles gibt es auch Ausnahmen. Eine nicht allzu reichhaltige Feuchtigkeitscreme mit dem Zusatz von Sanddornöl und Aloe vera kann in manchen Fällen auch bei einer jugendlichen Haut mit der Neigung zu Unreinheiten und Rötungen helfen.

Sanddornöl kommt auf jeden Fall dann zum Einsatz, wenn sich die Pickeln und Pusteln zu eiternden Furunkeln oder Ekzemen entwickeln. Zur Förderung der Abheilung kann man einer guten Heilsalbe 5-10% Sanddornöl hinzufügen und auch in Form von Salbenverbänden anwenden. Wenn sich aus mehreren Entzündungsherden ein großes schmerzhaftes Karbunkel bildet, können als zusätzliche Therapie warme feuchte Auflagen (etwa 40°) gemacht werden, um die Reifung zu beschleunigen und den Eiterherd zu entleeren. Die betroffene Stelle dann vorsichtig mit Sanddornöl betupfen, um den Heilungsprozeß zu beschleunigen.

Zur Entstehung und Behandlung von Ekzemen

Ekzeme werden durch eine angeborene oder erworbene Empfindlichkeit gegenüber den unterschiedlichsten Reizen verursacht:
• *chemische Reize*, wie Reinigungsmittel und Kleiderstoffe
• *thermische und Strahlenreize*, wie Sonne, Höhensonne, Röntgen- und Radiumstrahlen
• *toxische Reize*, wie pflanzliche Allergene, Arzneimittel und bestimmte Nahrungsmittel (Zitrusfrüchte, tierisches Eiweiß und Gewürze).
Ekzeme beginnen akut mit Knötchenbildung (Papeln), Hautrötung und nässenden erosiven Flächen; dann folgen subakut Schuppungen mit Verhornung und Einrissen der Haut.

Eine Behandlung ist heikel und sollte immer nach dem Grundsatz erfolgen: *Je akuter das Ekzem, desto sanfter seine Behandlung!* Bei stark entzündeter Haut wirken kalte feuchte Umschläge mit Kompressen sehr lindernd, die mit einer Abkochung aus 1 Teil Tormentillwurzel und 3 Teilen Malvenblüten getränkt sind (2 Eßlöffel auf 1 Liter Wasser). Diese Umschläge bewirken eine Zusammenziehung und Abdichtung der Hautkapillaren und haben zudem einen angenehm kühlenden Effekt. *Am Anfang häufig wechseln!* Über Nacht und wenn die Entzündung etwas abgeklungen ist, empfiehlt es sich, die entzündeten Hautstellen vorsichtig mit Sanddornöl einzureiben. *Vorher auf Verträglichkeit prüfen!*

Weitere Hinweise für die Behandlung: Die zusätzliche orale Einnahme von Sanddornöl aus Fruchtfleisch und Kernen (tägliche Dosis 5 ml) bietet eine erhöhte Zufuhr an essentiellen Fettsäuren. Auch in Kombination mit Nachtkerzen- und Schwarzkümmelöl kann hier in vielen Fällen durch innere Regulationsvorgänge eine große Linderung der Beschwerden erreicht werden.

Marlene H. hat einen eindrucksvollen Bericht über ihre Erfahrungen mit dem Sanddorn-Kernöl geschrieben, der vermutlich nicht für alle, aber bestimmt für manch einen Betroffenen die Möglichkeit zu einer Selbstheilung darstellt, mit der oft schon kaum noch gerechnet wird:

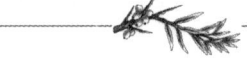

Das „Neurodermitis-Wunder"

„Vor einigen Jahren trat bei mir ein Hautproblem auf. Zuerst bemerkte ich auf dem linken Augenlid eine etwa erbsengroße Stelle, die Juckreiz auslöste. Schnell vergrößerte sich dieser trockene Punkt, und es dauerte nicht mehr lange, bis ich auch am rechten Lid eine Hautveränderung feststellte. Ich ging zu einem Dermatologen und

machte bei mehreren Ärzten Allergietests (mit dem Befund „negativ"), bis mir schließlich nach einiger Zeit ein Arzt als Diagnose „Neurodermitis" nannte.

Für die trockenen Hautstellen bekam ich von sämtlichen Ärzten verschiedene cortisonhaltige Cremes verschrieben. Damit juckte die Haut zwar nicht mehr, doch sie wurde faltig und dünn. (Man muß dazu bemerken, daß an hochsensiblen Hautbereichen, wie es die Augenlider sind, die schützende Hornschicht nur aus einer extrem dünnen Zellschicht besteht.) In unterschiedlichen Abständen schwollen die Augenlider aber immer wieder an. Außerdem traten die gleichen juckenden Hautveränderungen auch an anderen Stellen auf, so beispielsweise am Haaransatz, hinter den Ohren, am Dekolleté, unter den Achseln und zwischen den Schenkeln. Durch den ständigen Juckreiz war ich während dieser Zeit sehr nervös und leicht gereizt.

Da ich meine Haut nicht zu oft mit Cortison-Creme behandeln wollte, wandte ich mich damals an einen Heilpraktiker, der gleichzeitig auch Apotheker war. Ich erfuhr von ihm, daß unter seinen Patienten viele Neurodermitis-Kranke waren. Speziell für mich stellte er eine Hautcreme (ohne Cortison!) und zusätzlich eine Medizin her, die ich in Form einer Heilkur etwa drei Monate lang anwendete. Zu meiner großen Freude bemerkte ich eine relativ schnell eintretende Besserung der Symptome; der Juckreiz ließ nach, und die befallenen Hautstellen wurden wieder glatt. Nachdem ich drei oder vier dieser Heilkuren in verschiedenen Abständen durchgeführt hatte, ging es mir insgesamt wieder besser, doch leider dauerte dieser Zustand völliger Ausheilung nicht an. Die meisten Stellen blieben zwar frei von schuppigen, trockenen Hautveränderungen, doch die Augenlider schwollen von Zeit zu Zeit wieder an.

Nachdem ich damals bereits einige Cremes und auch zusätzliche Heilkuren ausprobiert hatte, hörte ich erstmals vor etwa zwei Jah-

ren von Sanddornöl. Ich setzte alle Hoffnungen darin, durch dieses Öl die Haut wieder geschmeidig zu machen und auf die Behandlung mit Cortison-Cremes völlig verzichten zu können.

Jeden Morgen und jeden Abend (in den ersten Wochen auch noch mehrmals im Laufe des Tages) rieb ich die Augenlider und den Hautbereich um die Augen mit Sanddornöl ein, wobei ich wegen der starken Färbung an dieser exponierten Stelle Kernöl verwendete.

Die Haut nahm das Öl gut auf, und ich stellte schon bald eine nachhaltige Linderung fest.

Ab diesem Zeitpunkt gehört die Behandlung meiner Augenpartien mit Kernöl für mich zu den täglichen „Selbstverständlichkeiten" – etwa dem Zähneputzen vergleichbar. Ich bin froh, hier ein Mittel gefunden zu haben, das mir bis zum heutigen Tag geholfen hat. Außerdem sind mir die Hautpflegecreme und die Körperlotion aus der Sanddorn-Naturkosmetik ebenfalls zu täglichen Begleitern geworden."

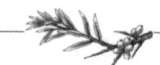

Persönliche Erfahrungen mit Sanddornöl

An dieser Stelle möchte ich anknüpfen und ein wenig von meinen eigenen Erfahrungen mit Sanddorn und seinem heilsamen Öl berichten. Sanddornsaft kenne ich natürlich schon recht lange und schätze den honiggesüßten Ursaft vor allem auch deshalb, weil ich Vitamin C, wie es beispielsweise in Zitrusfrüchten vorliegt, sonst überhaupt nicht vertrage. Schon als Kind habe ich mich vehement gewehrt, wenn ich gegen eine Erkältung heißen Zitronensaft trinken sollte, und habe dies damit begründet, er würde mir „das Blut verdünnen, weil er es sauer macht" ...

Die Begegnung mit Sanddornöl zur Hautpflege ist neueren Datums. Dabei hat mich besonders die Bekanntschaft der Sanddorncreme mit Harnstoff und mit ihren ausgesprochen hautfreundlichen, feuchtigkeitsspendenden und wahrhaft balsamischen Eigenschaften begeistert – wie übrigens auch alle meine „Testfrauen", an die ich Proben davon verteilt hatte.

Als ich obige „Neurodermitis"-Fallgeschichte von Marlene bekam und von der Behandlung ihrer geschwollenen Augenlider mit dem Kernöl erfuhr, war ich zunächst eher skeptisch, habe ihre Erfahrung aber sofort in die Praxis umgesetzt. Seit einer in der Pubertät aufgetretenen Furunkulose im Gesichtsbereich, die mit Penicillin-Stoßtherapie behandelt wurde und wobei möglicherweise ein abgebrochener Entzündungsprozeß sozusagen als „Herd" im Körper steckengeblieben ist, habe ich im bunten Wechsel mit unterschiedlichen allergischen Symptomen zu tun: vor allem mit einem bisher alljährlich im Sommer auftretenden Heuschnupfen und seit einigen Jahren auch mit stärkeren Hautsymptomen. Wie alle Betroffenen habe natürlich auch ich jede Menge an Therapien und Selbstversuchen ausprobiert – mit wechselndem Erfolg und bestenfalls kurzzeitiger Besserung.

Während der Heuschnupfen nach mehreren Schwarzkümmel-Kuren inzwischen so gut wie verschwunden ist, blieb mir die Neurodermitis weiter erhalten, auch wenn die Schübe im Unterschied zu früher seltener geworden sind und nicht mehr Wochen, sondern nur noch wenige Tage zum Abheilen brauchen. Sie tritt bei mir nur im Augenbereich sowie in beiden Armbeugen auf und scheint mit der „Synergie" mehrerer Streßfaktoren unter starker Reizauslösung durch Ozon, oft auch durch lange Arbeit am Computer zusammenzuhängen.

Beim ersten „Schub" in diesem Jahr habe ich die Armbeugen mit Sanddornöl behandelt, doch im akuten Zustand brannte es fürchterlich und die Entzündung verschlimmerte sich. Als die

Hautreizung nach zwei Tagen von selbst abgeklungen war, begann ich zur *Vorbeugung* damit, die Augenlider und den gesamten Augenbereich mehrmals täglich mit Sanddorn-Kernöl einzureiben, außerdem am Abend die Armbeugen mit dem stärker färbenden Fruchtfleischöl – mit allerbestem Ergebnis. Seitdem sind einige Jahre vergangen, und meine insgesamt sieben Jahre währende Erfahrung mit dem atopischen Ekzem gehört schon fast ebenso lange der Vergangenheit an. Ich kann jedem nur empfehlen: Der Versuch lohnt sich!

Schließlich machte ich ausgerechnet während der Arbeit an diesem Buch noch einen, wenn auch eher unfreiwilligen, Selbstversuch mit Sanddornöl, als ich mir an dem Gitterrost im kräftig vorgeheizten Backofen eine Verbrennung am Handrücken zuzog. Ich erinnere mich noch daran, daß bei einer ähnlichen Brandwunde an dieser stark beanspruchten Stelle sich lange nicht einmal richtig Schorf bilden konnte, bis mir ein Arzt dann eine Brandsalbe verschrieb, die nach über einem Monat endlich einen langwierigen Heilungsprozeß einleitete. Diesmal war ich schlauer und behandelte die Stelle mehrmals täglich mit Sanddornöl. Es gab keine Brandblase und kam zu einer raschen Granulation mit täglich sichtbarer Verkleinerung der darunter heilenden Wunde. Abgesehen vom allerersten Moment kann ich mich nicht an Schmerzen erinnern. Nach knapp 14 Tagen fiel der Schorf ab, von der Brandwunde war nur noch eine etwas anders getönte Färbung des neuen Hautgewebes übriggeblieben. Alles, was ich je über Sanddornöl im Zusammenhang mit Verbrennungen gehört und gelesen habe, hat sich an diesem kleinen Fallbeispiel absolut bestätigt.

Erschrecken Sie nicht! Normales Sanddornöl, vor allem reines Fruchtfleischöl, besitzt eine extreme orangerote Färbung – und sieht, auf der Haut aufgetragen, nach einer poppigen Indianertätowierung aus. Es wird allerdings von der Haut nicht nur

rasch, sondern auch derart vollständig absorbiert, daß nach einer Weile nichts mehr davon zu sehen ist. Denken Sie beim Auftragen am besten an den Effekt von Jod oder das französische „Chromaplaie" – die grellrote, aber sehr effektive Quecksilber-Verbindung „Mercurochrom" zur Desinfizierung und Wundbehandlung. Oder verwenden Sie an exponierteren Stellen einfach das dezentere Kernöl.

Sanddornöl als Hautpflegebalsam

Am Ende dieses vielfältigen Kapitels über die Haut soll eine recht erfreuliche Seite aufgeschlagen werden, handelt es doch überwiegend von gesunder, gesund erhaltener oder wieder gesund gewordener Haut. Sanddorn ist nicht nur selbst eine auffallende Naturschönheit – dank der schützenden, regenerierenden und besonders *nährenden* Qualitäten des Fruchtfleischöls schenkt er auch natürliche Schönheit! Das schönste Kompliment, das ich bislang darüber hörte, war in dem kurzen Satz zusammengefaßt:

„Sanddorncreme macht nach nur ein- bis zweimaliger Anwendung die Haut so glatt, daß ich mir am liebsten selbst übers Gesicht streicheln würde!"

Sanddorn-Fruchtfleischöl verteilt sich gut auf der Haut und vermittelt ein ähnlich sattes Hautgefühl wie Jojobaöl (das eigentlich gar kein Öl, sondern ein Wachs ist). Wird es pur oder auch als Zusatz zu Cremes, Lotionen und in Mischung mit anderen Ölen aufgetragen, tritt ein spürbarer und sogar sichtbarer *Skinrepair-Effekt* ein: Vor allem empfindliche, trockene und leicht rissige Haut wird wieder elastischer und glatter; dies verbessert nicht nur ihr Aussehen, sondern erhöht auch ihre Widerstandsfähigkeit gegenüber Umwelteinwirkungen, wodurch vorzeitige Hautalterung durch Faltenbildung aufgefangen wird. Die reichen Substanzen des Öls werden von der Haut wie Nahrung absorbiert. Pergamentartige, vor allem durch ungeschützte Sonneneinstrahlung verursachte „Lederhaut" wird wieder geschmeidiger, und sogar bereits vorhandene Fältchen können von innen heraus „glattgebügelt" werden. Durch seine Ähnlichkeit mit Substanzen im Hautfett (Palmitoleinsäure) fördert Sanddornöl die natürlichen Hautfunktionen und gibt der Haut ihre volle Gesundheit zurück, so daß sie ihre vielfältigen Aufgaben wieder besser bewältigen kann.

Besonders dann, wenn Sie eine empfindliche Haut haben, die leicht spannt, trocken und unelastisch ist und daher zu kleinen Rissen und Fältchen neigt, empfehle ich Ihnen einen ersten Kennenlern-Test: Geben Sie nach dem Waschen oder Duschen ein paar Tropfen Sanddornöl zu einer Feuchtigkeitslotion. Ihre Haut wird Ihnen vermutlich über viele Stunden das Gefühl vermitteln, gut genährt und gesättigt, quasi „wetterfest" zu sein und nicht weiter auszutrocknen. Außerdem wird sie nicht nur sichtbar samtglatt, sondern bekommt auch eine schöne warme Tönung.

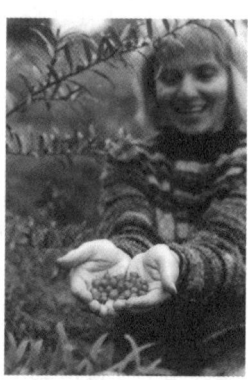

Die Freude ist groß – vermutlich kennt sie die Wirkung von Sanddornöl für eine Samthaut

172

Hautpflegepräparate mit Sanddornöl sind für nahezu jede Haut geeignet, doch besonders für folgende Einsatzmöglichkeiten zu empfehlen:

- trockene und empfindliche Haut
- Mangel an Hautfett und -feuchtigkeit
- durch Umwelteinflüsse stark beanspruchte und daher spröde und rissige oder schuppige Haut
- sonnenstrapazierte gerötete und „müde" Haut
- jugendliche, zu Unreinheiten neigende Haut
- reifere Haut mit nachlassender Spannkraft und Elastizität.

Besondere Eigenschaften:
- abschirmender Schutz- und besonders Lichtschutzfilter
- hilft der Haut, Feuchtigkeit zu speichern
- stärkt die Spannkraft der Haut
- wirkt Fältchenbildung und vorzeitiger Hautalterung entgegen
- wohltuend bei trockenen und rauhen Hautstellen sowie aufgesprungenen Lippen

Erste Pionier-Erfahrungen mit Lippenpflegestiften

Da Lippenpflegestifte auch eine besondere Licht- und Sonnenschutzfunktion haben, wurde Sanddorn-Fruchtfleischöl (damals quasi noch als „Nebenprodukt" bei der trubstabilen Saftherstellung gewonnen) bereits Ende der 80er Jahre in einer Konzentration von 1-3% Lippenpflegestiften und Balsamen zugesetzt. Die von *Berlin Kosmetik* und der bulgarischen Firma *Inpaco* entwickelten Präparate wurden parallel mit dermatologischen Untersuchungen auf Verträglichkeit geprüft, und zwar an der damaligen Medizinischen Akademie Dresden und an der Medizinischen Universität in Plovdiv/Bulgarien. Die Untersuchungen ergaben bei den Probanden eine 100%ige Verträglichkeit bei allen Hauttypen und keinerlei allergieauslösende Wirkungen.

Eine Besonderheit des Sanddornöls, die eigentlich zu seinen großen Vorzügen zählt, wurde ihm allerdings fast zum Verhängnis: daß die darin enthaltene Palmitoleinsäure besonders rasch von der Haut aufgenommen wird. Teilweise wurde nämlich seine ungenügende Haftfestigkeit und Pflegeeigenschaft an den Lippenstiften „bemängelt" – was sich eigentlich nur aus seiner in der Zusammensetzung begründeten Eigenschaft erklären läßt, so rasch in die Haut einzuziehen. Weil sich dadurch kein dauerhafter Fettfilm auf den Lippen bildet, kann dies bei einem Lippenstift als Mangel empfunden werden. Passiert dasselbe allerdings bei einer Pflegecreme, wird es als ausgesprochen angenehm beurteilt, da sich die Haut danach spürbar genährt und erfrischt fühlt.

Natürlich sind auch Lippenstifte mit Sanddornöl pflegegerecht – sie brauchen nur etwas mehr Glycerin, Bienenwachs oder Candelillawachs, Kakao- oder Sheabutter. Die meisten der im nächsten Kapitel genannten Naturkosmetikfirmen bieten bereits gute Sanddorn-Lippenbalms an.

Einige Hautpflege-Präparate mit Sanddornöl

Die nachfolgende Auswahl kann nur subjektiv sein und erhebt ferner keinen Anspruch auf Vollständigkeit. Noch ein weiterer Hinweis sei vorausgeschickt: Eine Wirkung von Sanddorn und Sanddornöl läßt sich nur aus der Zusammensetzung seiner Inhaltsstoffe sowie darüber dokumentierten Versuchsreihen und Erfolgsberichten ableiten. Allgemeingültige Aussagen über die Qualität von weiterverarbeiteten *Produkten* auf der Basis dieses Rohstoffs sind dagegen schwierig bis unmöglich.

Trotz des zu DDR-Zeiten praktizierten Hausrezeptes, die Ost-Nivea namens „Florena" mit ein paar Tropfen Sanddornöl farblich und hautpflegend deutlich aufzuwerten, macht dieses aus einer Allerweltscreme noch keine Naturkosmetik. Auch die Produkte für jugendliche Normalhaut plus Sanddornfruchtfleischöl machen diese dadurch noch nicht für reife, anspruchsvolle Haut geeignet. Das heißt, wird in Hautpflegepräparate für „normale" jugendliche Haut Sanddornöl eingearbeitet, wird im Grunde genommen dessen Potential nicht ausgeschöpft – bestenfalls im Sinne einer natürlichen Tönung, die ein gesundes Aussehen verleiht.

Sanddornöl ist bisweilen wegen einer gewissen sensorischen Beeinträchtigung durch seinen „Bockgeruch" aufgefallen (worauf auch die englische Bezeichnung *Sea Buckthorn* hindeutet). Keinesfalls sind jedoch „naturidentische Aromen" aus dem Pharma-Labor für seine Bekämpfung notwendig. Schon bei der Ölherstellung kann dieser Faktor minimiert werden, so daß die frisch fruchtige Note stärker dominiert, beispielsweise durch die komplette Trennung von Öl und Saft. Zusätzlich haben die Hersteller von Sanddorn-Naturkosmetik ihren Produkten mit ätherischen Ölen sehr gut zum Sanddorn passende fruchtig-blumige Duftassoziationen gegeben, wie Zitrus, Lavendel, Palmarosa und Mandarine, Aprikose und Pfirsich oder Litsea, bisweilen auch Myrrhe und Myrte, Neroli und Petitgrain.

Schon seit Mitte der 90er Jahre setzt die Firma *BioPräp* als westdeutscher Pionier auf Sanddornöl und bietet nicht nur die reinen nativen Öle, sondern auch eine komplette Pflegeserie mit verschiedenen Cremes, Lotionen, Massage- und Pflegeölen, Duschshampoo, Seife und Babypflege an. Besonders hinzuweisen in dieser Serie ist auf die *Sanddorn-Hautcreme mit Harnstoff*, die außer Sanddornöl und Harnstoff unter anderem auch Jojobaöl und Aloe vera, ätherisches Lavendel- und Teebaumöl enthält und eine hervorragende Kombination vor allem bei trockener Haut mit Entzündungsneigung bietet. Bei vielen Hautirritationen ist der Regulations- und Speicherungsmechanismus des Hautgewebes gestört. Harnstoff ist dafür bekannt, die natürliche Fähigkeit der Haut, Feuchtigkeit zu speichern, wieder zu verbessern und wird durch die pflegenden Eigenschaften der anderen Inhaltsstoffe dabei bestens unterstützt. Bei regelmäßiger Anwendung kann diese Harnstoffcreme sogar bei Neurodermitis helfen: Die Schübe kommen nicht mehr so häufig, sind nicht mehr so heftig, und die Symptome verschwinden oft schon nach 1-2 Tagen anstatt sonst nach 1-2 Wochen *(siehe auch Kapitel „Sanddornöl bei Problemhaut und Dermatosen")*.

Einziger Nachteil: Da es sich um einen 100 ml-Tiegel handelt, empfiehlt sich nach Anbruch ein zügiger Verbrauch. Sonst können auch schon einmal Inhaltsstoffe ausgefällt werden und Hautreizungen auftreten, wie gelegentlich von ansonsten aber zufriedenen Anwenderinnen berichtet wurde.

Eine ganze Reihe von Naturkosmetikfirmen haben Produktlinien mit Sanddornöl entwickelt. So bietet zum Beispiel die Firma *Weleda* ein Pflegeöl, eine Pflegemilch und eine Handcreme an. Das darin verarbeitete Sanddornöl in Demeter-Qualität stammt aus der Toscana; Licht und Sonne des Südens sind zusätzlich durch die ätherischen Duftnoten von Orange, Mandarine und Grapefruit eingefangen. Auch die Naturkosmetikfirmen *Alva, CMD, Venus* und die *Maienfelser Naturkosmetik* haben komplette Sanddorn-Pflegeserien im Programm. *Alverde* bietet über dm-Drogeriemärkte eine Wildrose/Sanddorn-Pflegeserie an. Zahlreiche andere Naturkosmetikfirmen, wie *Logona* und *I&M-*Kosmetik, setzen Sanddornöl gezielt in einzelnen ihrer besonders pflegeintensiven Produkte ein.

Für einen vollständigeren Überblick über das Angebot, das über zahllose Internet-Shops vertrieben wird, genügt die Eingabe des Suchbegriffs „Sanddorn-Kosmetik".

Die intensive Rotfärbung vor allem des reinen Fruchtfleischöls durch die Carotinoide erlaubt nur eine entsprechend maßvolle Dosierung bis maximal 10% in Hautpflegepräparaten, meist aber deutlich weniger. Zum Teil wird als Ausgangsbasis auch ein 10%iger Verschnitt mit einem kostengünstigeren pflanzlichen Basisöl verwendet. Trotz geringer Konzentration schon ab 1% verleiht Sanddornöl dem Kosmetikpräparat und natürlich der Haut nicht nur eine anheimelnde warme Farbe und einen angenehm fruchtigen Geruch, sondern liefert vor allem auch einen gleichzeitig pflegend und heilend wirkenden Grundstoff. Es besitzt außerdem noch den Vorteil, durch seine natürlichen Antioxidantien eine stabilisierende Wirkung gegen Ranzigwerden zu haben. Weil bei der Kosmetikherstellung deshalb auf potentiell allergene Substanzen, wie synthetische Konservierungs-, Farboder Aromastoffe, verzichtet werden kann, sind Pflegepräparate mit Sanddornöl besonders hautverträglich und sogar bei Dermatosen geeignet.

Obwohl Sanddornöl bei vielen Hautproblemen helfen kann, wird es manchmal auch nicht vertragen. Ein vorheriger Test auf Verträglichkeit in den Armbeugen gibt hierüber sichere Auskunft und ist selbst bei gesunder Haut ratsam.

Haarpflege mit Sanddornöl

Einige Firmen bieten auch ein Sanddorn-Shampoo an. Schon in der alten asiatischen Volksmedizin taucht Sanddorn auch als Pflegemittel für Haarprobleme auf. Dies läßt sich durch die nährende und gleichzeitig regulierende Wirkung des Öls auf die Kopfhaut erklären. Besonders gut geeignet ist es für die sensible, irritierte, angegriffene und trockene Kopfhaut – ähnlich wie bei der Haut oft eine Folge von starker Sonneneinwirkung und zusätzlich chemischen Pflegemitteln. Kopfschuppen und altersbedingter sowie krankhafter Haarausfall (*Alopezie*) werden ebenfalls als bevorzugte Anwendungsbereiche genannt. Außerdem werden die Haarwurzeln gestärkt, die Haarstruktur verbessert sich, und das Haar bekommt neue Kraft und Glanz.

Praktische Tips und ausgewählte Rezepturen zum Selbermachen

Sanddornöl ist durch eine deutliche „Phasentrennung" selbst recht schwierig zu verarbeiten – es sei denn, es vermischt sich mit einem anderen Öl. Ich habe am Schluß daher vorzugsweise Ölrezepte zum Selbermachen zusammengestellt und empfehle ansonsten den Zusatz zu Pflegeprodukten, wofür einige Hinweise zu beachten sind:

- Sanddornöl ist ausgesprochen sparsam zu verwenden, da es bekanntlich stark färbt.
- Es empfiehlt sich, immer nur verhältnismäßig geringe Mengen frisch anzusetzen und auch auf Hygiene zu achten, zum Beispiel einen Löffel zum Verrühren vorher gut zu desinfizieren. Nachlässigkeit hierbei ist oft ein Grund dafür, wenn solche Selbstversuche in Form von mißratenen Ergebnissen fehlschlagen.
- Für *Hautcremes und Körperlotionen* ist ein Zusatz von 2% ausreichend. Das entspricht bei einem 50 ml-Tiegel ca. 1 ml = 20 Tropfen bzw. bei einer 100 ml-Flasche ca. 2 ml = 40 Tropfen.
- *Haar- und Körpershampoos* sind aufgrund der Neigung von Sanddornöl, sich leicht zu trennen und oben abzusetzen, besonders schwierig herzustellen. Es lohnt aber den Versuch, da ein solches Shampoo über die Kopfhaut sehr gut gegen Schuppen wirkt. Die empfohlene Dosis ist ebenfalls 2% (2 ml = 40 Tropfen) auf 100 ml Shampoo.
- In den folgenden Rezepturen für verschiedene *Körperöle* dient Sanddornöl allgemein zur Pflege, bietet aber durch Beta-Carotin zusätzlich einen besonderen Sonnenschutz und ist wegen seiner guten Gleiteigenschaften auch als Massageöl geeignet.

Sanddorn-Körperpflegeöl

- Geeignet zur normalen Hautpflege, zum Beispiel nach dem Duschen, auf der Basis von Jojoba- und Mandelöl und einem, aber nur geringen, Zusatz von Weizenkeimöl
- auf 100 ml Basisöl 2% = 40 Tropfen Sanddornöl verwenden, außerdem ätherische Öle, jeweils 5 Tropfen, nach Wahl, auf den Typ oder die Verwendung abgestimmt
- **fruchtig** (zum Tonisieren): Bergamotte, Grapefruit, Rosmarin;
- **ausgleichend**: Petitgrain, Rosenholz, Mandarine;
- **romantisch** (zum Beruhigen und Entspannen): Rose, Lavendel, Muskatellersalbei.

Sanddorn-Lebensenergie-Öl

- 100 ml Aprikosenkern- und Mandelöl als Basisöl
- 40 Tropfen Sanddorn-Vollöl (aus Fruchtfleisch- und Kernöl)
- je 5 Tropfen ätherisches Mandarine-, Grapefruit- und Orangenöl.

Sanddorn-Sonnenschutzöl

- Zum Sonnenschutz als Basis speziell ein Bio-Sesamöl verwenden, das eigene Lichtschutzfaktoren hat. Da es allerdings nicht lange haltbar ist, nicht mehr als jeweils 100 ml ansetzen.
- auf 100 ml Sesamöl 3-5% = 60-100 Tropfen Sanddornöl verwenden und jeweils 5 Tropfen eines ätherischen Öls zusetzen.

Besonders geeignet: **Lavendel**, das im Unterschied zu Zitrusölen keine Verbrennungserscheinungen auf der Haut auslöst, und Neroli.

Sanddorn-Massageöl

(sehr gut bei Muskelverspannungen und Muskelkater mit gleichzeitiger Lockerung des Bindegewebes und Zufuhr von Nährstoffen geeignet)
- Als Basisöl eignet sich hierfür sehr gut ein selbstgemachtes Johanniskrautöl, das mit Olivenöl oder einem anderen guten Pflanzenöl angesetzt wird.

- auf 100 ml Basisöl 2% = 40 Tropfen Sanddornöl verwenden und jeweils 5 Tropfen eines oder mehrerer ätherischer Öle, zum Beispiel
- **zur Erwärmung:** Ingwer, Lorbeer, Zimtrinde;
- **zur Anregung:** Rosmarin, Limette, Pfefferminze;
- **zur Harmonisierung:** Rosenholz, Zedernholz, Geranium;
- **bei Verspannungen:** Lavendel, Salbei, Kampfer;
- **bei Gliederschmerzen:** Teebaumöl, Manuka, Cajeput.

Sanddorn-Heilöl

für die Notfall-Apotheke (besonders bei Verbrennungen geeignet)
- 100 ml Johanniskrautöl, 40 Tropfen Sanddorn-Fruchtfleischöl und 20 Tropfen ätherisches Lavendelöl.

Qualitätskriterien für den Kauf von Sanddornöl

Aufgrund des derzeit noch relativ geringen Bekanntheitsgrades von Sanddornöl und möglicherweise für den Verbraucher diffuser Angebote im Handel sowie beträchtlichen Preisunterschieden sollte genau auf die Inhaltsdeklarationen unter den folgenden Gesichtspunkten geachtet werden:
- Sanddorn-Fruchtfleischöl sollte möglichst die Bezeichnung „(100%) naturreines bzw. reines Öl aus Sanddornfrüchten" tragen; auch Angaben wie „unverdünnt" oder „ohne Zusätze" werden für diese native Qualität verwendet. Der Hersteller und möglichst auch der Händler sollten Auskunft darüber geben können, ob das Öl durch Kaltpressung oder Zentrifugieren des Preßsaftes gewonnen wurde. Andere Methoden schließen Lösungsmittel, starke Erhitzung o.ä. ein.
- Vor allem in Rußland ist die Mazeration (Extraktion) mit Sonnenblumenöl traditionell üblich. Bei diesem Verfahren erhält man allerdings kein reines Sanddornöl, sondern nur ein Gemisch mit Sonnenblumenöl. Wenn daher auf der Packung als Inhaltsstoff auch Sonnenblumenöl bzw. die Umschreibung „altes asiatisches Originalrezept" oder „nach traditioneller

Herstellung/nach spezieller Rezeptur" (o. ä.) auftaucht, können Sie davon ausgehen, nur ein „gestrecktes" Sanddornöl zu erwerben. Daraus erklärt sich auch der deutlich niedrigere Verkaufspreis.

Kritisch zu hinterfragen ist jedoch die Werbeaussage, daß dieses Gemisch *wirksamer* als reines Sanddornöl sei. Untersuchungen lassen zwar vermuten, daß vor allem für die innerliche Einnahme (etwa bei Reizmagen) ein Synergie-Effekt vorliegen könnte, aber in erster Linie dürfte sich dieser Effekt wohl auf die deutlich niedrigeren Kosten beziehen. Auch die Argumentation, das intensive Sanddorn-Fruchtfleischöl werde mit Sonnenblumenöl gemischt, damit sich die Haut nicht so stark und die Kleidung möglichst überhaupt nicht färbe, ist eher kritisch zu betrachten. Ölmischungen kann man ja schließlich auch selbst herstellen, und Sonnenblumenöl hat sich bisher eigentlich mehr als Speiseöl denn als spezifisch geeignetes Hautpflegeöl empfohlen.

- Auch wenn Sanddorn eine wundervolle Pflanze ist, kann sein Öl nicht das Wunder wirken, das *wasser*lösliche Vitamin C zu enthalten (das ist allenfalls noch in Spurenelementen aufgrund einer Restfeuchte möglich). Vorsicht ist also geboten, wenn mit dem Sanddornöl als „ACE-Vitaminwunder" geworben wird oder wenn in der Inhaltsdeklaration auch Vitamin C explizit als Inhaltsstoff erscheint. Dies erklärt sich entweder aus Unkenntnis – oder (sofern nicht anders angegeben) durch den Zusatz synthetischer Vitamine.

- Sanddorn-Kernöl kann aufgrund verschiedener Herstellungsverfahren ebenfalls in unterschiedlicher Qualität angeboten werden. Am besten halten Sie sich an die bewährte Bezeichnung „kaltgepreßt" (nativ). Auch hierbei ist auf den Zusatz „rein" oder „unverdünnt" zu achten.

- Da Sanddorn so gut wie keine Dünge- und Pflanzenschutzmittel braucht, eignet er sich schon von Natur aus für ökologischen Anbau. Die Verbrauchernachfrage sollte mit dafür sorgen, daß auch die daraus gewonnenen Öle nicht nur verein-

zelt in Qualität aus kontrolliert biologischem oder biodynami-
schem Anbau (kbA oder Demeter) angeboten werden. Auch
die Angabe „aus Wildsammlung" dürfte ein Hinweis auf na-
turbelassene Qualität sein.

Kapitel 10

WIE DIE REISE WEITERGEHT

Berries 2000 – der Sprung zu neuen Ufern

Internationale Sanddorn-Forschung

Unsere Reise ist fast zu Ende – wir sind der Pionierpflanze Sanddorn auf ihrem inzwischen mindestens 1200jährigen Weg von den Höhen Tibets über Rußland nach Westeuropa gefolgt, sind Zeuge der Schwierigkeiten bei ihrer Zähmung und Kultivierung geworden, haben sie ins chemische Labor begleitet und schließlich von ihrer vielseitigen kosmetischen und medizinischen Nutzung erfahren. Doch die Reise geht weiter, und einige neuere Koordinaten und Zukunftsperspektiven sollen noch kurz vorgestellt werden.

Zunächst wird Sanddorn immer internationaler, man kann inzwischen längst von weltweitem Interesse sprechen. An der Sanddorn-Forschung und der Weiterentwicklung von Anbau und Gewinnung wird in Rußland, China, der Mongolei, Indien, Pakistan, Tschechien, Ungarn und Polen, Italien, der Schweiz, Deutschland, Dänemark, Schweden, Finnland und Norwegen, den USA und Kanada, schließlich selbst in Chile und Bolivien gearbeitet. Der Schwerpunkt liegt bei der medizinischen Forschung und einer verbesserten Technologie für die Gewinnung von Saft und Öl, ebenso aber auch bei Züchtung und Sortenschutz.

Als wichtiges neues Sanddorn-Land ist *China* zu nennen, das mit über 1 Million ha die größten Vorkommen der Welt besitzt.

Zu den großen Sanddorn-Beständen Chinas zählen natürlich auch die Bestände seiner „Provinz" Tibet und der Inneren Mongolei. Sanddorn diente in China selbst früher nur als Boden- und Wasserschutz, beispielsweise gegen die Erosion des Gelben Flusses, und als Brennholz; inzwischen gilt er als „Pflanze von ökologischem, ökonomischem und sozialem Nutzen". Nachdem ein Professor der Medizin Sanddorn 1952 auf dem Weg nach Tibet entdeckt hatte, wurde am *Medical College* in Sechuan mit der Untersuchung der biochemischen Wirkstoffe begonnen. Seit den 70er Jahren wurde dort und in anderen Provinzen auf der Grundlage der alten tibetischen Heilkunde auch die medizinische Anwendung erforscht, seit 1977 ist Sanddorn in das offizielle chinesische Arzneibuch aufgenommen. Mehr als 1000 Publikationen über Sanddorn sind erschienen, mehr als 200 Patente in den Bereichen Ernährung, Medizin und Kosmetik vergeben worden. Aus China kommt sogar die bisher einzige, vierteljährlich erscheinende Sanddorn-Fachzeitschrift, und China richtet auch häufig die alle zwei Jahren stattfindenden Internationalen Sanddorn-Kongresse aus.

Durch die wissenschaftliche Zusammenarbeit mit der Sanddorn-Hochburg im sibirischen Altai bei internationalen Symposien seit dem Ende der 80er Jahre wurden die Voraussetzungen dafür geschaffen, die gezielte Anpflanzung und Züchtung, die Entwicklung von modernen Methoden zur Ölgewinnung und die breite Herstellung von den verschiedensten Sanddorn-Produkten zu betreiben. Durch Hybrid-Züchtungsversuche zwischen russischen und chinesischen Sanddorn-Varietäten, die sich gegenseitig in ihren Vorteilen, aber auch Nachteilen ergänzen, wurden neue Sorten mit der größtmöglichen Anpassung an die jeweiligen klimatischen Bedingungen geschaffen. 300 000 ha Sanddorn-Anpflanzungen sind bisher entstanden, die Erträge werden in 150 Firmen verarbeitet, die 200 Produkte herstellen.

Gleichzeitig werden Schutzmaßnahmen für vom Aussterben bedrohte Arten entwickelt, zu denen die Species *Hippophae yunnanensis, turkestanica, tibetana, salicifolia* und die „Ölsorte" *H. neurocarpa* gezählt werden; dafür wird auf Schutz an den Originalstandorten, den Anbau in botanischen Gärten, Gene-Pools und nicht zuletzt auf die internationale Kooperation gesetzt.

In China wird nicht nur der Sanddornsaft getrunken, sehr verbreitet ist auch die Verwendung von Blättern und Holz als Tee; es gibt sogar Sanddorn-Pulver – aber therapeutisch steht auch hier die Verwendung des Öls im Mittelpunkt. Die Anwendungsgebiete stimmen weitgehend mit den aus Rußland bekannten überein. Außer einer Vielzahl von Produkten für die Pflege von Haut und Haar sowie von Arzneimitteln für Magen und Herz wird besonders auch die tumorhemmende Wirkung von Sanddornöl und sein Einsatz bei radioaktiv verursachten Strahlenschäden propagiert. Wenn wir uns daran erinnern, daß Sanddorn in der tibetischen Medizin für die Regulierung von *badkan*/Schleim empfohlen wird, erstaunt es nicht, daß auch bei den Chinesen Sanddorn als Arzneimittel bei Erkältung, gegen Husten und Asthma sowie bei chronischer Luftröhrenentzündung angewendet wird.

Inzwischen wird intensiv weiter rund um den Sanddorn geforscht, neuere wissenschaftliche Forschungsansätze legen Schwerpunkte auf folgende Themen:

• Warum wirkt Sanddorn entzündungshemmend, fiebersenkend und verringert Bakterienwachstum im menschlichen Organismus?

• Warum wirkt Sanddorn hemmend auf Tumorenwachstum, aktivierend auf den Kreislauf und löst Blutgerinnsel auf?

• Welche effektiven Präparate/Komplexmittel können für die gynäkologische Behandlung entwickelt werden?

Die Ost-West-Achse

Trotz natürlicher Vorkommen ist die eigentliche Sanddorn-Rezeption in Finnland erst neueren Datums und wird durch zwei Eckpunkte geprägt:

- in der Biologie durch die Klassifizierung des Sanddorns durch Arne Rousi (in den Jahren zwischen 1965 und 1989)
- in der Lebensmittelchemie seit 1989, gestützt durch Forschungen und Veröffentlichungen der Universität Turku, im Hinblick auf die Verwendung als „functional food" und Nahrungsergänzung

Kernthemen in Finnland sind zur Zeit Züchtung und Standardisierung. Weitere Forschungen von Professor Heikki Kallio und seiner Mitarbeiterin Barou Yang hatten als Ausgangspunkt den *Zweifel,* ob eine einzige Pflanze wirklich derart vielfältige Heilwirkungen haben kann, wie in den traditionellen russischen und chinesischen Quellen behauptet wird, nämlich: als Antioxidans, auf das Immunsystem, kardiovaskulär (Herz/Gefäße), auf Haut und Schleimhaut, sogar bei Krebs (?) – und dies alles ohne Nebenwirkungen!

Für die über 12 Wochen laufenden klinischen Studien wurden Sanddornöle aus CO_2-Extraktion eingesetzt bei: chronischer Cervicitis, rheumatoider Arthritis, Sjögren-Syndrom, Schuppenflechte, atopisches Ekzem (unterstützt durch innere Einnahme), Blutplättchenverklumpung, Schutz vor Magenkrebs und Risiko für Koronare Herzerkrankung (Vitamin-C-Gaben mit dem Saft). Die bisherigen Resultate haben gezeigt, daß es für die russischen und chinesischen Behauptungen einen eindeutig rationalen Hintergrund gibt; die erweiterten Forschungen werden fortgesetzt.

Die vielen zentralasiatischen Erfahrungen im Hinblick auf therapeutische Erfolge können nicht allein und nicht ausreichend

mit den bisherigen konventionellen Analysen von Inhaltsstoffen, wie Vitamine, Fettsäuren usw., erklärt werden. Die noch unzureichende medizinische Nutzung im Westen ist auf die noch fehlende Erforschung und Probleme bei der Standardisierung zurückzuführen. Mit der Festlegung von Standards und einer klinischen Erprobung werden die Voraussetzungen für eine legitimierte Anwendung von Sanddornprodukten in der westlichen Medizin geschaffen.

Vielfältige Nutzungsmöglichkeiten

Wir haben uns in diesem Buch mit dem Saft und vor allem mit dem Öl aus den Früchten des Sanddorns beschäftigt. Die Pflanze bietet jedoch noch eine ganze Reihe weiterer interessanter und wertvoller Nutzungsmöglichkeiten, die teilweise auch aus der zumeist östlichen Volksmedizin überliefert sind. Die ganze Sanddorn-Pflanze hat es verdient, möglichst *rückstandsfrei* verwertet zu werden. Die sehr aufwendige und kostenintensive Verarbeitung ist ebenfalls ein Argument dafür.

Nicht nur die Beeren, auch die *Blätter* des Sanddorns enthalten Vitamin C, Carotinoide und Flavonoide, Sterine, Triterpenole und außerdem mindestens 10% Gerbstoffe (Tannine) mit adstringierender Wirkung, die in medizinischen Präparaten vielseitige Verwendung finden könnten: als Antiseptikum, blutstillend, gegen übermäßige Schweißabsonderung und bei Verbrennungen. Wie die Beeren und der Trester können auch die bei der Ernte gesichteten Blätter als besonders vitaminreicher Tee (Granulat) verwendet werden, dem russische Forscher eine besondere antivirale Wirkung zuschreiben. Auch die Chinesen wissen um den hohen Nährwert und Gehalt an biologisch aktiven Substanzen in den Sanddornblättern. Der leicht süßlich schmeckende und Grüntee ähnliche Sanddornblättertee, der allerdings kein Koffein enthält, wird mit Bocksdorn *(Lycium),* Schizandra, Geißblatt und Grüntee zu einem Sanddorn-Gesundheitstee kombiniert, der fiebersenkend, hustenlindernd und gut für Magen und Blutkreislauf ist. Für diese Nutzung sind die zarten Blätter und Knospen Ende Mai/Anfang Juni zu sammeln.

In Rußland sind bereits nicht nur aus den Beeren, sondern zum Teil auch aus den Blättern und der *Rinde* hochwirksame Präparate gegen Diabetes, Herzischämie, Bluthochdruck, Krebserkrankungen und Strahlenschäden entwickelt worden. Die Rinde enthält beispielsweise neben Serotonin auch das Alkaloid *Hippophaein* (0,3-0,4%), das eine hemmende Wirkung auf das Wachstum von Geschwulsten hat. Selbst in den *Trester*-Rückständen sind noch 5,5% Pektine enthalten, die in der Medizin breit genutzt werden und zum Beispiel als Ionenaustauscher dienen. So werden sie in Rußland auch bereits zur Vorbeugung und Behandlung von Metallvergiftungen eingesetzt.

Die tanninhaltigen Blätter, die jungen Triebe, die Rinde und auch der Trester sind ebenfalls ein wertvolles *Viehfutter* und gleichzeitig ein natürliches Heilmittel für die Tiere. Diese Bedeutung der Blätter des „leuchtenden Pferdehaars" ist vor allem in den trockenen Himalaya-Gebieten (tibetische Hochebene, Ladakh, Nepal) und Pakistan, aber auch auf dem bolivianischen „Altiplano" und in den kanadischen „Great Plains" erkannt und genutzt worden.

Durch die orangeroten Carotinoide und die gelblichen Flavone liefern Sanddornbeeren *natürliche Farbstoffe* sowohl für die Lebensmittelindustrie als auch für Stoffdruck und die Färbung von Wolle und Seide. Auch die bei der Ernte anfallenden Blätter sowie die Preß- und Passierrückstände bei der Verarbeitung können als Hauptrohstoff für Farbstofflösungen (Wasserextrakt) dienen, wie es ebenfalls in Rußland bereits praktiziert wird.

Das sehr schöne harte Holz mit gelblichem Splint und dunkelbraun geflammtem Kern eignet sich sehr gut für *Drechselarbeiten*, zum Beispiel von Pfeifen, Mundstücken und Ziergriffen.

Die Bedeutung des Sanddornstrauchs zur *Bodenbefestigung* und Vermeidung von Erosionsschäden, als Küstenschutz und als *Pioniergehölz* zur Rekultivierung oder zur Erschließung von Brachland ist seit langem bekannt und erprobt. Auch für Grünanlagen und als Gartenzierpflanze (sogar mit der Möglichkeit zur praktischen Nutzung nicht nur für Vögel) ist das markante Gehölz sehr gut geeignet.

Fazit: Da Sanddorn als wertvoller Rohstoff mit all seinen Bestandteilen pharmazeutische, medizinische, ernährungsphysiologische sowie umweltfreundliche und landeskulturelle Nutzung in idealer Weise in sich vereint, sollte eine möglichst rückstandsfreie Verarbeitung und umfassende Verwendung bei der Weiterentwicklung das Ziel von Forschung und Technologie sein.

Mehr als die Zitrone des Nordens

Abweichend von der häufig propagierten rückstandsfreien Verwertung des Sanddorns und dem Schwerpunkt auf den medizinischen Wirkungen liegt die höchste Priorität für die Firma Lienig Wildfrucht-Verarbeitung eher darin, Sanddorn im Komplex mit anderen wertvollen Naturprodukten zu sehen. Nach dem Motto „Mehr als die Zitrone des Nordens" wird Sanddorn für viele Produkte der innovativen Nahrungsmittelindustrie genutzt.

Mitten in den Anbaugebieten Brandenburgs gelegen, kann Lienig auf einen zehnjährigen Erfahrungsschatz mit Sanddorn zurückblicken. In diesem Zeitraum hat sich die verarbeitete Menge von 20 Tonnen jährlich auf bis zu 500 Tonnen jährlich gesteigert. Dieser Nachfrage des Marktes konnten die Sanddornerträge aus Deutschland nicht mehr nachkommen, so daß inzwischen Beeren aus Skandinavien, dem Baltikum, den Karpaten und Zentralasien eingeführt werden müssen. Ziel der Verarbeitung bleibt, die gesteigerten Mengen anzubieten und die Qualität nach Möglichkeit nicht nur hoch zu halten, sondern sogar noch zu verbessern. Die Firma Lienig arbeitet mit innovativen Verfahren, durch spezielle Mazeration werden die wertvollen Inhaltsstoffe voll erschlossen und durch hohe Viskosität der Feinpassierung trubstabile Säfte gewonnen.

Sanddorn wird hier zusammen mit weiteren Naturprodukten verarbeitet, deren Stärke auf anderen, aber ergänzenden Gebieten liegt. Besondere Erfahrungen gibt es dafür mit *Topinambur*, dem sonnenblumenartigen Knollengewächs der Indios, das ursprünglich aus Brasilien stammt, aber längst auch in Brandenburg angebaut wird. Diese stark basische Knolle mit präbiotischen Effekten stärkt nicht nur durch Wachstumsförderung der Darmbakterien das Immunsystem, sondern ist diätetisch besonders für Diabetiker interessant: Topinambursaft ermöglicht nämlich den vollständigen Verzicht auf Zucker oder künstliche Süßstoffe; er sorgt für Süße und Energiezufuhr, ohne jedoch den Zuckerstoffwechsel und damit den Insulinhaushalt zu belasten. Ein aus dieser Philosophie entwickeltes Produkt enthält 80% Topinambursaft und 20% Sanddornsaft.

Auch für andere Mischsäfte in Kombination mit besonders säurearmen Früchten, wie Birne, Mango, Banane, Heidelbeere und Erdbeere, empfiehlt sich der Sanddornsaft durch seinen hohen Anteil an Fruchtsäure. Weitere Erfahrungen liegen mit *Aronia* vor, der ursprünglich aus Nordamerika stammenden Apfelbeere, die jedoch schon in der ehemaligen DDR angebaut wurde. Durch einen außergewöhnlich hohen Gehalt an Anthocyanin sowie an Flavonoiden besitzt sie eine starke antioxidative Qualität und kann freie Radikale im menschlichen Körper mit der 60fachen Wirksamkeit von Zitronensaft und mit der doppelten Wirksamkeit von reinem Vitamin C binden. Damit empfiehlt sie sich besonders für Sportler, Raucher, Streßgeplagte sowie während und nach Erkrankungen.

Natives Fruchtfleischöl „total"

Die praktisch rückstandsfreie Verarbeitung von Sanddornbeeren wird auch in der Dissertation des mongolischen Wissenschaftlers S. Bat propagiert, der heute an der Technischen Universität in Ulan Bator lehrt. Professor Karl Heilscher, sein Doktorvater am ehemaligen Lehrstuhl für Technologie der Obst- und Gemüseverarbeitung an der Ostberliner Humboldt-Universität, hat diesen Gedanken weiterverfolgt und inzwischen eine Methode zur Gewinnung von Sanddorn-Fruchtfleischöl entwickelt, die aus mehreren Gründen das Prädikat „ganzheitlich" verdient:

• Die Sanddornbeeren kommen aus unbelasteten Wildvorkommen von den Meeresküsten in Eurasien bis hinauf in Höhen weit über 3000 Meter im zentralasiatischen Hochland oder aus mittlerweile weltweit kontrolliertem biologischen Anbau (kbA). Die natürlichen Vorkommen, Anbau, Ernte, Aufbereitung und Lagerung unterliegen ständigen Kontrollen, die sich an den teilweise patentierten rückstandsfreien Methoden der Biotechnologie nach Professor Heilscher orientieren.

• Die Verarbeitung selbst hat die maximale Erhaltung der Bioaktivität in den Beeren als Ziel, weshalb Fruchtfleischöl und Saft stets die Bezeichnung „nativ" tragen. Streßeinflüsse wie hohe Temperaturen, Trocknung, Hochdruck und starke mechanische Einflüsse sind bei allen Arbeitsschritten ebenso ausgeschlossen wie Lösungsmittel oder auch die im Osten noch gerne praktizierte Extraktion mit Sonnenblumenöl. In den osteuropäischen und asiatischen Ländern mit ihrer oft jahrhundertealten Tradition in der Nutzung der Sanddornbeeren bringen die hierfür angewandten Verarbeitungstechnologien teilweise sogar gesundheitsschädliche Sanddornerzeugnisse hervor. Dies wird sich mit zunehmender technologischer Kooperation zwischen den westlichen und östlichen Partnern Eurasiens aber sicher grundlegend ändern – um so mehr, als in den östlichen Ländern Sanddorn bereits als offizielles Arzneimittel anerkannt ist, obwohl die Qualität des Öls westlichen Maßstäben oft nicht genügen kann.

- Die strengen Anforderungen, die sowohl an den Rohstoff als auch an die Verarbeitungsparameter gestellt werden, sichern bei allen nach dieser Technologie hergestellten Halb- und Fertigerzeugnissen eine stets reproduzierbare Qualität. Diese Festlegung von Standards wird als Basis dafür gesehen, daß klinische Untersuchungen zur medizinischen Wirksamkeit der Sanddornprodukte durchgeführt werden können und gleichzeitig damit eine neue Ära der Sanddorn-Anwendung im Westen beginnt.
- In der Naturkosmetik und als Nahrungsergänzung wurde dieses Öl von Firmen bereits in steigendem Maße erfolgreichen Prüfungen unterzogen und wird entsprechend eingesetzt.

Das rumänische EU-Projekt

Ein ganz anderer Ansatz als der eben beschriebene wird im Rahmen eines europäischen Kooperationsprojektes verfolgt, dem sieben Partner aus den Ländern Deutschland, Rumänien, Finnland, Litauen und Spanien angehören. Der rumänische Projektpartner Proplanta hat in Zusammenarbeit mit der Professorin Carmen Socaciu (Universität Cluj-Napoja) ein Verfahren entwickelt, um aus Sanddornfruchtfleisch einen *Carotinoid-Lipoprotein-Komplex* zu gewinnen. Die Trennung erfolgt mittels ökologischer Verfahren, also ohne organische Lösungsmittel und hohe Temperaturen, aus der Schale und dem Fruchtfleisch der Beeren. Durch die Extraktion der Pigment-Komponente (Carotinoide und Flavonoide), der Proteine und der Lipide erhält man die meisten wertvollen Inhaltsstoffe aus dem Sanddorn und kann diese in einer stabilen und bioverfügbaren Form anbieten.

Im Rahmen des europäischen Kooperationsprojektes werden auf der Basis der aus dem Fruchtfleisch gewonnenen Komplexverbindungen Produkte für die Kosmetik und als Nahrungsergänzungen entwickelt, wie beispielsweise

- antioxidative Öle (in Kapseln)
- Emulsionen aus dem Ursaft für medizinische und kosmetische Produkte sowie der „sahnige" Teil für Milcherzeugnisse
- reine leichte Fruchtsäfte

Die Nachfrage nach Kosmetikprodukten aus natürlichen Substanzen wächst nicht nur in der EU, sondern weltweit; es wird eine jährliche Zuwachsrate zwischen 25 und 30% angegeben. Ein Carotinoid-Lipoprotein-Komplex aus Sanddornbeeren könnte sich zu einem interessanten neuen Inhaltsstoff für kosmetische Rezepturen entwickeln. Die emulgierenden Eigenschaften dieser Komplexverbindung sind offenbar höher als bei reinem Öl, und diese läßt sich dem kosmetischen Produkt auch in einer höheren Konzentration als das sehr stark färbende Fruchtfleischöl beimischen.

Das Projekt „Ökoplant Italia" in der Toscana

Dieses interessante Projekt, zwischen Meer und Apennin in der Nähe von Livorno gelegen, wurde von einem Schweizer ins Leben gerufen. Die Gesamtfläche ist inzwischen auf 150 ha angewachsen. Auf rund 50 ha, die in den nächsten Jahren auf 80 ha anwachsen sollen, werden 120 Sanddornsorten angebaut. Es handelt sich um kontrollierten Demeter-Anbau, beispielsweise bezieht u.a. die Firma Weleda Sanddorn und Sanddornöl von dort. Außerdem wird Sanddorn zu Versuchszwecken im Schweizer Emmental auf 1000 Meter Höhe angebaut und erreicht dort einen Vitamin-C-Gehalt von über 1000 mg/100 g.

Ursprünglich wurde hier mit ostdeutschen Sanddornsorten begonnen; später kamen Sorten aus dem südlichen Alpenraum mit besonders hohem Vitamingehalt hinzu. Daraus wurden eigene Züchtungen und Selektionsmethoden entwickelt, die auf die besonderen Bodenverhältnisse und klimatischen Bedingungen zugeschnitten sind, denen sich der flexible Pionier Sanddorn dann von selbst anpaßt. Hier gibt es auch nicht die wegen der einfacheren Bewirtschaftung in Plantagen sonst üblichen Heckenanlagen, sondern Einzelpflanzen mit Spindelerziehung. Der Boden ist nicht leicht und sandig, sondern relativ lehmig, und die Pflanzen werden systematisch bewässert, was ebenfalls unüblich ist. Trotzdem, oder vielleicht gerade deshalb, weil hier *intensiv* anstelle von quantitativ gewirtschaftet wird, sind die Erträge hervorragend. Inzwischen ist dort auch eine aus Ostdeutschland importierte Erntemaschine im Einsatz.

Hier entsteht alles: „vom Setzling bis zur Flasche". In die Flaschen werden reine Sanddornsäfte und Mischfruchtsäfte (vor allem Sanddorn mit Birne) gefüllt und dienen zur Vitamin-Substitution. Der Gehalt an Vitamin C, Vitamin E und Carotinoiden ist hoch, was einige dieser Produkte in besonderer Herstellung auch für die therapeutische Nutzung empfiehlt. Gemeinsam mit einem durch schonende Kaltpressung gewonnenenen Sanddorn-Fruchtfleischöl werden sie in der Krebsforschung zur Tumortherapie untersucht. Zuletzt wurde hier noch mit innovativen Methoden ein *Sanddorn-Vollöl* entwickelt, das die Vorzüge der beiden Basisöle ohne die Nachteile des Tresteröls in sich verbindet.

Wissenswertes über die Vermehrung von Sanddorn

Früher geschah die Vermehrung im Plantagenanbau fast ausschließlich durch *Aussaat* mit dem zweijährig keimfähigen Saat-
gut. Die beste Keimfähigkeit erweist sich dabei auf den „schlechtesten" Böden: nämlich Sand. Lehm und Rasenhumus folgen
in einigem Abstand. Am schlechtesten geeignet ist podsolierte, das heißt, mineralarme Schwarzerde von Nadel- und Misch-
wäldern in feuchten Klimaregionen *(siehe Abb. Seite 42)*.
Die vegetative Vermehrung durch **Grünstecklinge** hat demgegen-
über Vorteile, weil dadurch eine Regulierung von früchtetragen-
den Weibchen und nur der Bestäubung dienenden Männchen
möglich ist *(siehe Kapitel „Starke Frauen – aber Mann wird gebraucht")*.
Vom Sanddorn-Liebhaber und für den Hausgebrauch können
schließlich auch die recht zahlreich gebildeten Wurzelschößlin-
ge abgenommen werden.

Von der Alten in die Neue Welt – und wieder zurück

Nicht nur nach Südeuropa hat Sanddorn sich ausgedehnt, sondern auch einen Sprung ganz weit nach Westen und sogar auf
die Südhalbkugel gemacht: In Südchile gibt es das Projekt „Ber-
ries para el 2000", und etwa seit derselben Zeit werden Anbau-
versuche auf dem bolivianischen Hochland „Altiplano" unternommen. Zunächst dient Sanddorn hier vor allem der Erschließung und Verbesserung des Bodens, dem Schutz gegen Erosion
und anderen ökologischen Vorteilen; auch sozio-ökonomische
Aspekte dürften eine Rolle spielen.

Sanddorn ist in der Neuen Welt nicht heimisch. Noch vor
einigen Jahrzehnten war er hier höchstens in botanischen Gärten zu finden. Heute ist *das* nordamerikanische Sanddornland
Kanada; in den USA sind gezielte Pflanzungen wie im Bundes-
staat Oregon eher noch eine Seltenheit. Bis jetzt ist hier der große ernährungsmäßige und medizinische Wert des Sanddorns noch
weitgehend unbekannt.

Sanddorn wurde erstmals 1938 von der *Modern Research Station of Agriculture and Agri-Food* aus Rußland in die kanadische Provinz Manitoba importiert. Außerdem sollen Sanddornsamen in den 30er Jahren von aus Rußland emigrierten Bergarbeitern nach Québec mitgebracht worden sein; der Verwendungszweck ist nicht weiter bekannt.

Seit 1982 wird Sanddorn im Rahmen des „Prairie Conservation"-Programms zur Bodenverbesserung, gegen Erosion, zur Uferbefestigung, als Wind- und Schneeschutz von Gehöften und Feldern sowie zum Schutz natürlicher Lebensräume für wildlebende Tiere in den ausgedehnten Steppengebieten angepflanzt. Seit etwa 10 Jahren findet er nicht nur für die Umwelt, sondern auch für die Ernährung und als Heilpflanze große Beachtung. Es wurden Sanddornsorten aus Deutschland, Lettland, Finnland und Rußland importiert und ausprobiert. Die Neuzüchtungen „Indian Summer" und „Sinensis" sind den speziellen klimatischen Bedingungen und Bodenverhältnissen angepaßt.

Die Einführung einer neuen Nutzpflanze erfordert besonderen Einsatz für Forschung, Entwicklung und Technologie. Deshalb erhalten die Sanddorn-Pflanzer, deren Ziel ein vollständig organischer Anbau ist, auch vielfältige Unterstützung von seiten der Regierung; im Sommer 2002 kam eine Delegation von ihnen nach Berlin/Brandenburg, um praktische Erfahrungen bei den dafür gerühmten deutschen Sanddorn-Pionieren zu sammeln. Derzeit wird vor allem von *Agriculture and Agri-Food Canada* in British Columbia die Technologie für eine kommerzielle Verarbeitung und die Entwicklung hochwertiger Produkte für den riesigen nordamerikanischen Markt erarbeitet.

Dieser weltweiten Entwicklung konnte sich auch ein altes Heimatland des Sanddorns nicht länger entziehen: Indien. Die natürlichen Vorkommen wachsen vor allem in den kalten und niederschlagsarmen, oft wüstenähnlichen Regionen der Himalaya-Region, wie zum Beispiel im Distrikt Lahaul-Spiti in der Provinz Himachal Pradesh, in der Provinz Arunachal Pradesh, in Ladakh und in Sikkim. In diesen Regionen war die traditionelle Verwendung des Sanddorns in der Volksmedizin bekannt – und die Verwendung als hochbegehrtes Brennholz in diesen waldarmen Gebieten. Chinesische Veröffentlichungen waren der Auslöser dafür, daß seit 1992 aktive Forschungen einsetzten und in der Folge davon auch neue Produktentwicklungen. Außerdem besann man sich in Indien auf die alte ayurvedische Tradition und überlieferte medizinische Anwendungen des Sanddorns oder *Amlavetas*, wie in Kapitel 3 *(siehe Seite 60)* bereits kurz beschrieben wurde.

Das zu Indien gehörende Ladakh hat reiche natürliche Sanddorn-Vorkommen vor allem in den Flußtälern von Indus und Nubra. Mit Hilfe von Satellitenfotos konnte die natürliche Sanddorn-Population in Ladakh auf ca. 11 500 ha geschätzt werden. 120 verschiedene Genotypen wurden überprüft und auf ihre Nutzungsmöglichkeiten hin untersucht. Sanddorn, der lokal als *Tsermang* bezeichnet wird, ist für das Ökosystem der Region vor allem deshalb von Bedeutung, da es nur 0,02% Wald gibt und die Begrünung des Landes, die Bodenverbesserung, die Versorgung mit Brennholz und Tierfutter überlebenswichtige Aspekte sind. Als Fruchtprodukt und Arzneimittel ist der Sanddorn traditionell jedoch auch sehr populär. Also nennt man die *Tsestalulu*-Beere einfach „Lee Berry" und präsentiert ihren Saft im modernen Tetra Pak, der in ganz Indien vertrieben wird und ein beliebtes Getränk bei der Jugend und der Intelligentsia ist.

Dr. Virendra Singh von der *Himachal Pradesh Agricultural University* organisierte mit seinem Team den 6. Internationalen Sanddorn-Kongreß, der 2001 in New Delhi stattfand, und gehört auch zu den Gründungsmitgliedern der *International Seabuckthorn Association* (ISA). Der 1. Kongreß der ISA fand im

197

September 2003 unter internationaler Beteiligung in Berlin statt. Er stand unter dem Motto „Sanddorn – eine natürliche Ressource für die Gesundheit, eine Herausforderung für die moderne Technologie" und war Zeugnis für einen intensiven Erfahrungsaustausch und eine engagierte internationale Kooperation in Forschung, Anbauverfahren und Produktentwicklung. Man stellt sich der Herausforderung gemeinsam: China macht Bolivien mit Sanddorn bekannt, chinesische und kanadische Delegationen reisen zur Sanddornernte nach Brandenburg, Litauen geht für Neuzüchtungen bei Schweden, Rußland und Kanada in die Schule usw. Viele gute und neue Ideen sind bei der „Herausforderung Sanddorn" gefragt, denn:

Die Welt wächst durch Wissen, aber sie dreht sich durch Ideen!

In diesem Sinne möchte ich Sie dazu ermuntern, spätestens nach der Lektüre dieses Buches Ihre eigene Entdeckungsreise zu und vor allem mit Sanddorn anzutreten: dem bewundernswerten urzeitlichen Pionier des Lebens aus Zentralasien, der Lichtpflanze und ihrer starken Frucht mit dem Vitaminwunder und ganz besonders dem hochwertigen Öl, das weitgehend noch auf seine Entdeckung harrt.

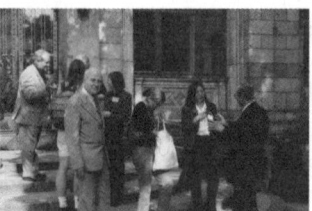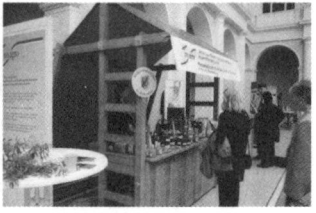

Impressionen vom Internationalen Sanddorn-Kongreß in Berlin
(Berlin, September 2003)

Anhang

Ausgewählte Literatur

Buchveröffentlichungen

Albrecht, Hans-Joachim (Hrsg.): *Anbau und Verwertung von Wildobst.* Braunschweig (Thalacker) 1993.

Badmajeff, Wladimir: *Lung Tripa Bäkän; Grundzüge der tibetischen Medizin.* Ulm (Fabri) 1994.

Biesalski, H.K. et al.: *Vitamine; Physiologie, Pathophysiologie, Therapie.* Stuttgart, New York (G. Thieme) 1997.

Buser, Heinrich/Daems, Willem F./Pelikan, Wihelm: *Der Sanddorn.* Hippophae rhamnoides, ein Pionier des Lebens. Arlesheim (Weleda Verlag) 1964.

Chamisso, Adalbert von: *Illustriertes Heil-, Gift- und Nutzpflanzenbuch.* Reprint. Berlin (Reimer) 1987.

Cibulka, Hans: *Sanddornzeit; Tagebuchblätter von Hiddensee.* Halle/Saale (Mitteldeutscher Verlag) 1971.

Clark, Barry (Hrsg.): *Die Tibeter-Medizin.* München (O. W. Barth) 1997.

Darmer, Gerhard: *Der Sanddorn als Wild- und Kulturpflanze.* Leipzig (Hirzel) 1952.

Donden, Yeshi: *Gesundheit durch Harmonie.* München (Diederichs) 1990.

Fessler, Alfred: *Das Buch der Blütengehölze.* Frankfurt (DLG Verlag) 1963.

Franke, Wolfgang: *Nutzpflanzenkunde.* 5. Aufl. Stuttgart (Thieme) 1992.

Friedrich, G./ Schuricht, W.: *Seltenes Kern-, Stein- und Beerenobst.* Leipzig (Neumann) 1985.

Gäbler, Hartwig: *Das Büchlein von den heilenden Kräutern.* München (Goldmann) o.J.

Gessner, Otto/Orzechoswki, Gerhard: *Gift- und Arzneipflanzen von Mitteleuropa.* 3. Aufl. Heidelberg (C. Winter) 1974.

Hoppe, Heinz A.: *Taschenbuch der Drogenkunde.* Berlin, New York (de Gruyter) 1981.

Hollerbach, Elisabeth u. Karl: *Kraut & Unkraut zum Kochen & Heilen.* Haldenwang (Irisiana) 1979.

Luetjohann, Sylvia: *Das große Schwarzkümmel-Handbuch.* Aitrang (Windpferd) 1997.

Matthiolus, Pierandrea: *Kreutterbuch*. Ausg. von Joachim Camerarius (Frankfurt 1626). Reprint. Grünwald b. München (Kölbl) 1981.

Pahlow, Mannfried: *Das große Buch der Heilpflanzen*. Neuausg. München (Gräfe & Unzer) 1985.

Pelikan, Wilhelm: *Heilpflanzenkunde*. Bd. II. Dornach (Philosophisch-Anthroposophischer Verlag) 1962.

Pentegowa, B. A. (Hrsg.): *Biologiâ, himiâ i farmakologiâ oblepihi*. Nowosibirsk (Nauka) 1983.

Schneider, Georg: *Arzneidrogen*. Mannheim, Wien, Zürich (BI-Wissenschaftsverlag) 1990.

Singh, Virendra (Hrsg.): *Seabuckthorn; a Mutipurpose Wonder Plant*. Vol. 1: Botany, Harvesting and Processing Technologies. New Delhi (Indus) 2003.

Tabernaemontanus, Jacobus Theodorus; *Neu vollkommen Kräuter-Buch* (Basel 1731). Reprint. Grünwald b. München (Kölbl) 1982.

Tibetan Medical Paintings. Illustrations to the Blue Beryl treatise of Sangye Gyamtso (1653-1705). London (Serindia) 1992.

Ulmer, Günter A.: *Heilende Öle; Pflanzenöle als Nahrungs- und Heilmittel*. Tuningen (Ulmer) o.J.

Weidinger, *Hermann-Josef: Kräuter für die Seele*. Sonderausg. Karlstein/Thaya (Freunde der Heilkräuter) 1993.

Willfort, Richard: *Das große Handbuch der Heilkräuter*. Überarb. Neuaufl. Hamburg (Nikol) 1997.

Zeitschriftenartikel und Forschungsarbeiten

Albrecht, Hans-Joachim: „Sortenentwicklung bei Sanddorn", in: *Gartenbau*, 37/1990, H. 7 (S. 207-208).

Albrecht, Hans-Joachim: „Neue Initiativen zur Entwicklung des Sanddorns", in: *Deutsche Baumschule*, 52/2000, H. 10 (S. 44).

Alpha engineering (Hrsg.): *Sanddorn*. Dabendorf (o.J.)

Augustin, Christa: „Sanddorn gibt sich mit Sandboden zufrieden", in: *Deutsche Baumschule*, 52/2000, H. 10 (S. 42-43).

Bat, S.: *Aspekte der praktisch rückstandsfreien Verarbeitung von* Sanddornbeeren (Hippophae rhamnoides L.) unter besonderer *Berücksichtigung der Gewinnung und Verwendung von Ölen*. Diss. Humboldt-Univ. Berlin, 1990.

Bat, S. et al.: „Natürliche Vorkommen von Sanddorn in der Mongolischen Volksrepublik", in: *Gartenbau* 35/1988, H. 3 (S. 85-86).

Bat, S./Tannert, U.: „Sanddornöle – ein neues Lipid für die Kosmetik", in: *SÖFW-Journal*, 119. Jg., H. 1/93 (S. 29-31).

Dapper, H.: „Altes und Neues vom Sanddorn", in: *bhn* 2/97 (S. 6-7).

Eichholz, W.: „Die Nutzung der Sanddornbeeren", in: *Die Nahrung*, Jg. 2/1958, H. 2 (S. 156-168).

Erlemann, Gustav Adolf: „Vitamine in kosmetischen Präparaten", in: *PZ*, Nr. 37/1992, Dermopharmazie-Beilage (S. 10-13).

Feldheim, W./Jarmatz, E.: „Über das Vorkommen von Beta-Carotin und den Vitamingehalt von Sanddornbeeren", in: *Vitamine und Hormone*, Jg. 7/1959, H. 4 (S. 263-267).

Fuying, li/Tianming, Guo: „Applications of Hippophae Rhamnoides L. in: „ Tibetan Medicine". Xian 1989.

Heilscher, Karl/Bat, S.: „Voraussetzungen zur Gewinnung von Sanddornölen", in: *Gartenbau*, 37/1990, H. 7 (S. 219-220).

Heilscher, Karl/Lorber, Siegfried: „Sanddornbeeren-Öle", in: *Parfümerie und Kosmetik*, 79. Jg./1998, Nr. 6 (S. 18-20).

Heilscher, Karl/Lorber, Siegfried: „Mehr Beachtung verdient", in: *Zeitschrift für Lebensmitteltechnik*, 50. Jg./1999, Nr. 6 (S. 26-28).

Heilscher, Karl/Mörsel, Jörg-Thomas/Westphal, Günter: „... ein ganz besonderer Saft", in: *Parfümerie und Kosmetik*, 80. Jg./1999, Nr. 9 (S. 10-12).

Heilscher, Karl/Noll, Franz: „Sanddornbeeren-Öl", in: *BIOforum*, 11/99 (S. 718-721).

Heimann, Ute: „Wildes Früchtchen", in: *Hof Direkt*, Ausg. 6/2000 (S. 31-37).

Koch, H.-J.: *Sanddorn, eine neue Kulturobstart in der DDR*. Zentralstelle für Sortenwesen der DDR, Werder/Havel o.J.

Krebs, Harald: *Dermatosen – praxisnah betrachtet.* Vortragsreihe des Phönix-Laboratoriums/Zum Thema, Nr. 5. 3., überarb. Aufl. Bondorf 1993.

Leuenberger, Michael: „König Sanddorn", in: *Weleda-Nachrichten*, H. 227/Michaeli 2002 (S. 4-7).

Löhner, M.: „Hippophae Rhamnoides, der Sanddorn", in: *Die Pharmazie*, Bd. 3/1948, H. 3 (S. 130-138); H. 4 (S. 179-186).

Luetjohann, Sylvia: „Sanddorn: Die roten Beeren mit dem heilkräftigen Öl", in: *Natur & Heilen*, 76. Jg., H. 12/1999 (S. 726-733).

Margailik, G. I.: „Oblepicha", in: *Sadovodstwo*, Nr. 8/1976.

Mörsel, Jörg Thomas/Thies, Sylvia (Hrsg.): *Seabuckthorn – a Resource of Health, a Challenge to Modern Technology*. Proceeding of the 1st Congress of the International Seabuckthorn Association, Sept. 14-18, 2003, Berlin, Germany.

Petrowskij, K. S.: „Oblepicha", in: *Sadovodstwo*, Nr. 8/1987.

Rousi, Arne: „The genus Hippophae L.", in: *Ann. Bot. Fennici* 8/1971 (S. 177-227).

Schadenböck, W.: „Asiatisches Sanddornöl Oblepichanol", in: *SÖFW-Journal*, 119. Jg., H. 11/93 (S. 635-638).

Schiller, Helmut: „Fettbegleitstoffe des Sanddornöls", in: *Fat Sci. Technol.* 2. Münster 1989.

Schmidt, Karlheinz et al.: „Antioxidative Vitamine und Immunstatus", in: *PZ*, Nr. 41/92 (S. 80-83).

„Sekundäre Pflanzenstoffe", in: *DAZ*, Nr. 5/97 (S. 29-30).

Söffker-Ziolkowski, Ute: „Über das Wesen der Öle", in: *Weleda-Nachrichten*, H. 220D/Weihn. 2000 (S. 10-11).

Tode, Alfred: „Sanddorn in der russischen Medizin", in: *DAZ* 136, H. 4/1991, Suppl. 14. Jan.

Trendtel: „Die ernährungsphysiologische Bedeutung der Sanddorn-Vollfrucht-Donath", in: *Hippokrates*, Jg. 1956, H. 5 (S. 158-160).

Vetters, Joachim: „Sanddorn – eine Alternative und Perspektive für den Obstbau in der DDR", in: *Gartenbau*, 37/1990, H. 7 (S. 206-207).

Wahrenberg, Astrid: „Sanddorn erobert den Bio-Markt", in: *Schrot & Korn*, 5/2000 (S. 43-45).

Wegert, Fred/Wolf, Dieter: „Ernte von Sanddorneinzelfrüchten durch Schockgefrieren", in: *Gartenbau*, 37/1990, H. 7 (S. 215-216).

Willuhn, G.: „Sanddornöl", in: *PZ*, Nr. 49/92, Dermopharmazie-Beilage (S. 14).

Adressen und Bezugsquellen

Sanddornsaft und Sanddorn-Fertigprodukte gibt es vor allem in Reformhäusern, Apotheken und einzelnen Drogeriemärkten. Sanddornöle und Sanddorn-Naturkosmetik sind ebenfalls in Apotheken, Reformhäusern und Naturkostläden sowie direkt von den Anbietern erhältlich.

Der Leserservice des Windpferd-Verlags hält eine ständig aktualisierte Liste von Adressen für Informationen und den Bezug von Sanddorn-Produkten für Sie bereit. Vielleicht denken Sie nun, es sei einfacher, die Adressen hier abzudrucken, damit sie gleich parat sind. Aus Erfahrung sprechen jedoch zwei Gründe dagegen:

1. Wir möchten in der Lage dazu sein, die Liste jederzeit durch neue Informationen ergänzen zu können;
2. erfahrungsgemäß ändern sich immer wieder Anschriften und Telefon-/Faxnummern, diesen Ärger möchten wir Ihnen gern ersparen.

Sie können die Liste unter der folgenden Internet-Adresse abrufen:

http://www.windpferd.de

Hier finden sich alle lieferbaren Bücher. Über das Suchmenü gelangen Sie schnell zum Titel dieses Buches und finden dort unter dem Link „Serviceliste" – sofern vorhanden – weitere Hinweise wie Kontakt- und Bezugsadressen oder weiterführende Links.

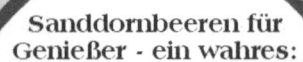

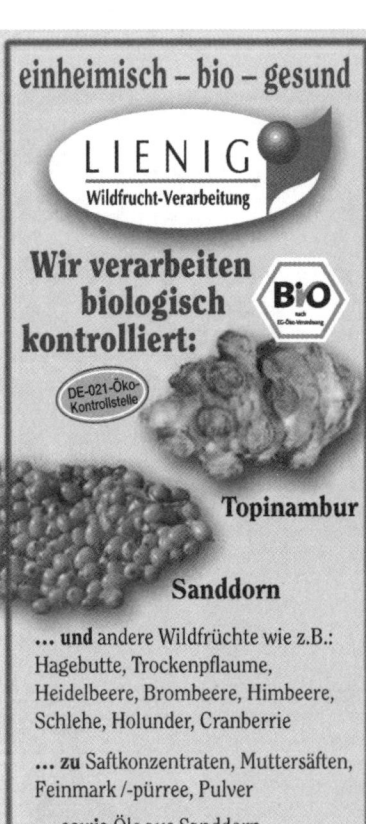

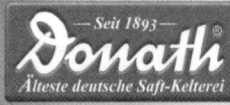

Aktiver Schutz
zu jeder Jahreszeit ...

1893 von Emil Donath gegründet, ist Donath heute besonders bekannt für seine Sanddorn-Vollfrucht Produkte. Bei der Vollfrucht-Vermahlung für Sanddornbeeren werden alle zum Verzehr geeigneten Fruchtbestandteile wie Schale, Fruchtfleisch, Saft und Kerne gesamtheitlich schonend vermahlen.

Fruchteigene Ballaststoffe, wertvolle ungesättigte Fettsäuren und der hohe Gehalt an Vitamin C bleiben auf diese Art erhalten. Höchste Sorgfalt von der Auswahl bis zur schonenden Verarbeitung der Früchte können so von Donath garantiert werden!

Mittlerweile gibt es Donath Vollfrucht in vielen leckeren Sorten. Die wohlschmeckende Ergänzung einer natürlichen, ausgewogenen und gesunden Ernährung. Donath Vollfrucht Sanddorn, der Donath Klassiker, ist heute moderner denn je. Neben dem hohen Gehalt an Vitamin C, den Ballaststoffen und den essentiellen Fettsäuren machen die bioaktiven Pflanzenstoffe Donath Sanddorn so wertvoll.

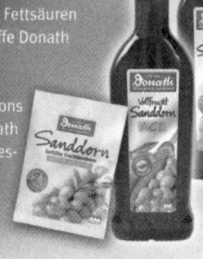
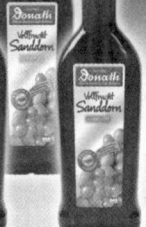

Neue Produkte wie Sanddorn Bonbons runden das Sortiment ab. Drei Donath Sanddorn Bonbons decken den Tagesbedarf an Vitamin C. Aktiver Schutz zu jeder Jahreszeit. Ideal für die ganze Familie!

... exklusiv im Reformhaus!

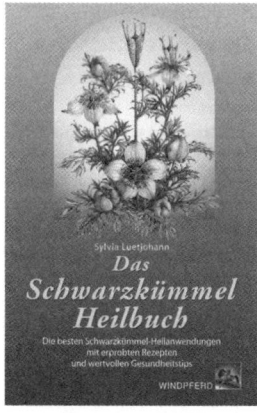

Sylvia Luetjohann

Das Schwarzkümmel-Heilbuch

Alles über die Schwarzkümmelöle, ihre Heilwirkungen, Inhaltsstoffe und Anwendungsbereiche

Schwarzkümmel ist ein Heiler par excellence. Seine Einsatzbereiche reichen von der Hautpflege bis hin zur Behandlung von Erkrankungen der Haut und Atemwege. Dabei können durch seine „Zellhormone" besonders Allergien sowie Infektionskrankheiten wirksam behandelt werden. Kurz: der perfekte Stabilisator des Immunsystems. Die besondere Kraft des Schwarzkümmels beruht auf einem komplexen synergetischen Zusammenwirken seiner besonderen Inhaltsstoffe. Die bewährtesten Rezepturen aus der traditionellen und modernen Naturheilkunde sowie viele praktische Tipps von erfahrenen Schwarzkümmel-Kennern runden diesen wertvollen Ratgeber ab.

200 Seiten · ISBN 3-89385-431-2 · www.windpferd.de

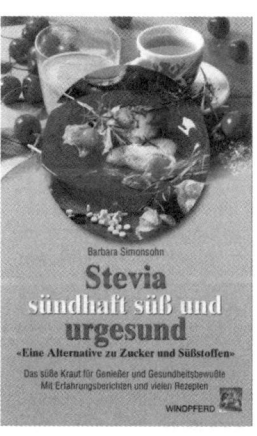

Barbara Simonsohn

Stevia –
sündhaft süß und urgesund

Eine Alternative zu Zucker und Süßstoffen · Das süße Kraut für Genießer und Gesundheitsbewusste · Mit Erfahrungsberichten und vielen Rezepten

Hatten Sie bisher bei der Verwendung von Zucker auch immer ein schlechtes Gewissen? Dann können Sie nun aufatmen: Endlich ist es möglich, Süße unbeschwert zu genießen. Mit Stevia, dem Honigblatt aus den Hochebenen Paraguays, können Diabetiker, Menschen mit Unterzucker-Problemen, Übergewichtige und alle, die auf ihre Gesundheit (und die ihrer Kinder!) achten, auf natürliche und sogar gesundheitsförderliche Art süßen. Während Sie mit Stevia in Süßem schwelgen, führen Sie Ihrem Körper ganz nebenbei wichtige Mineralstoffe, Vitamine und Flavonoide zu, die Ihr Immunsystem stärken.

160 Seiten · ISBN 3-89385-310-3 · www.windpferd.de

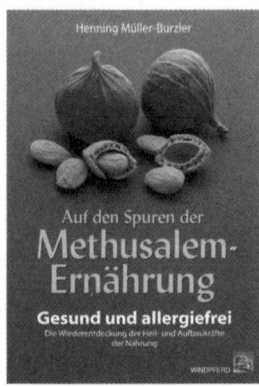

Henning Müller-Burzler

Auf den Spuren der Methusalem-Ernährung

Gesund und allergiefrei
Die Wiederentdeckung der Heil- und Aufbaukräfte der Nahrung

»Auf den Spuren der Methusalem-Ernährung« ist ein unverzichtbarer Ratgeber für jeden, der gesund werden und bleiben möchte: für Eltern und Kinder, für Vegetarier und Rohköstler. Zwei Themenbereiche sind besonders ausführlich beschrieben: 1. die große Bedeutung des Salzes und die Versorgung des Körpers mit allen notwendigen Nährstoffen sowie die heilenden Wirkungen der Trennkost, der Yin-Yang-Energien, des Ayurveda und von richtig angewandter Rohkost; 2. die Entstehung von Allergien und die damit verbundenen Erkrankungen sowie deren dauerhafte Heilung – einzig und allein mit der Nahrung.

584 Seiten mit zahlreichen Illustrationen · ISBN 3-89385-437-1
www.windpferd.de

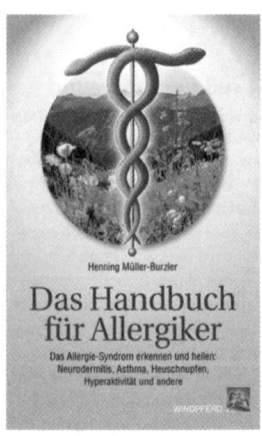

Henning Müller-Burzler

Das Handbuch für Allergiker

Das Allergie-Syndrom erkennen und heilen

Dieser umfassende Ratgeber gibt viele praktische Tipps und Empfehlungen, mit denen Allergien und die damit verbundenen Erkrankungen erfolgreich und nachhaltig geheilt werden können. Da die meisten Allergien umweltbedingte Ursachen haben, ist eine dauerhafte Heilung nur dann möglich, wenn der Körper von den Umweltgiften befreit und das Immunsystem gestärkt wird. Neben einem 10-Punkte-Ernährungsprogramm für Allergiker und vielen naturheilkundlichen Therapieratschlägen wird in diesem Buch erstmalig die von Henning Müller-Burzler, Heilpraktiker und Allergiespezialist, entwickelte Vitamin-Entgiftung vorgestellt. Dabei handelt es sich um eine Kombination von fünf natürlichen Vitaminen, die den ganzen Körper von allen chemischen Umweltgiften, Medikamenten, Schwermetallen und Stoffwechselschlacken entgiften kann.

192 Seiten · ISBN 3-89385-335-9 · www.windpferd.de